国家林业和草原局职业教育"十三五"规划教材

园艺疗法基础

黄淑燕　主编

U0215419

中国林业出版社
China Forestry Publishing House

内 容 简 介

　　本教材共4个单元，主要内容包括：园艺疗法概述、园艺疗法的作用原理及功效特征、园艺疗法的实施、园艺疗法实施场所规划设计。此外，在附录部分还列举了常见园艺疗法实践活动。

　　本教材可供园艺技术、风景园林设计、园林技术、护理、社会福利事业管理等相关专业师生使用，也可供园艺工作者、风景园林设计师、苗圃与植物园工作人员、敬老院工作人员及政府福利部门工作人员等参考使用。

图书在版编目(CIP) 数据

园艺疗法基础／黄淑燕主编. —北京 ： 中国林业出版社，2020.6（2024.6 重印）
ISBN 978-7-5219-0493-2

I.①园… Ⅱ.①黄… Ⅲ.①观赏园艺-应用-物理疗法-高等职业教育-教材 Ⅳ.①R454.9

中国版本图书馆 CIP 数据核字（2020）第 028327 号

中国林业出版社·教育分社

策划编辑： 田　苗　曾琬淋
责任编辑： 田　苗　曾琬淋
电话： (010)83143630　　　　传真： (010)83143516

出版发行　中国林业出版社(100009　北京市西城区刘海胡同 7 号)
　　　　　E-mail： jiaocaipublic@163. com
　　　　　http://www. forestry. gov. cn/lycb. html
印　　刷　北京中科印刷有限公司
版　　次　2020 年 6 月第 1 版
印　　次　2024 年 6 月第 4 次印刷
开　　本　787mm×1092mm　1/16
印　　张　10.25
字　　数　235 千字(含数字资源)
定　　价　35.00 元

数字资源

《园艺疗法基础》编写人员

主　　编　黄淑燕

编写人员（按姓氏拼音排序）

　　　陈明荣（南平市延平区美夷花行）

　　　黄淑燕（福建林业职业技术学院）

　　　黄云玲（福建林业职业技术学院）

　　　江　龙（福建林业职业技术学院）

　　　游菀玮（台湾东南科技大学、台湾中州科技大学、

　　　　　　　武夷学院）

　　　张　敏（三明市沙县马岩山庄）

前 言

　　人类不能离开树木花草而生存。绿色植物所具有的赏心悦目、生态保健等复合功能独一无二、不可取代。即使在工业文明出现之后，人类生活也脱离不了自然因素。在紧张、快节奏的都市生活中，人类有回归自然的情感，看到植物后心灵会得到慰藉。

　　"园艺"一词，原指在围篱保护的园圃内进行的植物栽培。现代园艺虽早已打破了这种局限，但仍是比其他作物种植更为集约的栽培经营方式。园艺业是农业中种植业的组成部分，园艺生产对于丰富人类营养和美化人类生存环境有重要意义，其功效主要表现在身体、心理、技能及教育等方面。其中利用与植物相关的园艺操作进行人类身心疾病治疗与康复活动具有悠久的历史，这种活动即为原始的园艺疗法。原始的园艺疗法经过开创发展期、变革期及成长期等阶段的发展，目前已经发展为一门国际上公认的交叉型学科与实践型学科。国际流行的园艺疗法起源于 19 世纪初，北苏格兰的精神科医师让患者通过种植花木使病情得以减轻或完全治愈。1973 年美国创设了园艺疗法协会，普及园艺疗法。1978 年英国成立园艺疗法协会，为利用庭园进行治疗的人提供培训指导和帮助。1995 年，日本成立园艺疗法研究会，并于 1997 年 10 月 8 日在岩手县第一次举办了世界园艺疗法大会，各国专家、学者分别介绍了他们的研究成果和成功的园艺疗法案例。2000 年李树华教授将园艺疗法引入中国，经过多年的发展，逐渐得到国内许多人的认可。

　　由于城市生活节奏加快，工作压力加大，老龄化社会的到来，以及人们生活方式、价值观的多样化，我国亚健康、精神高度紧张、老龄化、心理不健康等人群数量增加，园艺疗法因其功效综合、无副作用而被认为是解决这些社会问题的有效方法之一。因此，借鉴国外经验，开展园艺疗法是大势所趋。园艺疗法作为一种新型的辅助性治疗方法（职能治疗、代替医疗），借由实际接触和运用园艺材料，维护或美化植物（或盆栽）和庭园，接触自然环境而疏解压力与复健心灵。在我国不仅具有深厚的文化基础，而且具有广阔的应用前景与发展前景。目前园艺疗法已被运用在一般疗愈和复健医学方面，如精神病院、教养机构、老人和儿童中心、医疗院所或社区等。

我国在园艺疗法的研究教育与实践方面尚处于起步阶段，相关案例资料匮乏，本教材由相关院校一线教师与园艺、园林行业企业一线工作者结合自身的教学与实践经验合力编写而成，力求内容系统全面、学术观点新颖、图文并茂，以期填补国内高职教育中该类教材的空白。本教材共4个单元，主要内容包括：园艺疗法概述、园艺疗法的作用原理及功效特征、园艺疗法的实施、园艺疗法实施场所规划设计等。此外，在附录部分还列举了常见园艺疗法实践活动。

本教材由黄淑燕担任主编，负责单元2、单元3、单元4和数字资源部分内容的编写，并对全书进行统稿。其余各编写人员分工如下：江龙负责单元1及附录中14个实训的编写；黄云玲负责附录中实训7的编写并为其余实操任务的编写提供大量建议；陈明荣为园艺疗法实施部分花艺实践的开展提供案例及宝贵意见；游菀玮及张敏为本书撰写提供大量图片素材。

本教材可供园艺技术、风景园林设计、园林技术、护理、社会福利事业管理等相关专业师生使用，也可供园艺工作者、风景园林设计师、苗圃与植物园工作人员、敬老院工作人员及政府福利部门工作人员等参考使用。

在本教材出版之际，要特别感谢课题组和专家委员会对编写团队的信任和支持，以及对编写工作的指导和把关；感谢福建林业职业技术学院和中国林业出版社的大力支持；在书稿编写过程中还参考并引用了大量的文献资料，在此一并表示衷心的感谢！

由于编者在园艺疗法方面的学术研究水平与实践经验有限，虽经反复修改，错误和疏漏之处在所难免，敬请同行与读者在使用过程中多提宝贵意见，以便修正完善。

黄淑燕

2019 年 9 月

目 录

单元 1
园艺疗法概述

学习目标

知识目标

(1) 掌握园艺疗法的概念、类型，理解园艺疗法的定位。

(2) 掌握园艺、园艺活动及园艺福利的概念及类型，了解园艺疗法相关基础领域，了解园艺疗法与园艺的联系与区别。

(3) 理解园艺疗法与作业疗法的关系。

(4) 了解园艺疗法的适用对象。

(5) 了解我国发展园艺疗法的基础条件，了解国内外园艺疗法发展及实践情况。

技能目标

会借鉴国外园艺疗法运用于国内。

1.1 园艺疗法的概念

园艺疗法，即以园艺作为媒介的疗法。由于不同国家、不同专业背景的相关人士对于"园艺疗法"一词含义的理解有出入，因而出现了多种"园艺疗法"的定义。

(1)欧美国家对园艺疗法的定义

①英国园艺疗法协会 园艺疗法是以园艺作为手段改善身心的状态(improving well being by using gardening)，其特征在于它几乎能够适应于所有的障碍者，能够对应人们所面临的所有问题。

②美国园艺疗法协会 园艺疗法是对于有必要在其身体及精神方面进行改善的人们，利用植物栽培和园艺操作活动，从社会、教育、心理及身体诸方面进行调整更新的一种有效的方法。

③Crowth Point 教授(1999) 将园艺疗法定义为利用植物进行相关的园艺活动，使园艺治疗对象在身体上、心理上或精神上获得改善效果的一种辅助治疗方法。在身体上的改善包括体力、耐力、手脚功能灵巧度，即园艺方面相关的技能等；在心理上或精神上的改善包括获得成就感、恢复自信心与价值感、疏解压力、调和心情、期待未来及安定情绪、增加园艺治疗对象的幸福感等。

④弗吉尼亚州理工大学 Diane Relf 教授(2005) 将园艺治疗对象限制为有明确诊断疾病的人群，园艺活动侧重活体植物的养护和培育，而不是将所有与植物或庭园活动有关的内容都作为园艺活动的内容。

(2)日本对园艺疗法的定义

①日本园艺福利普及协会 园艺疗法是通过植物及与植物有关的各种活动(园艺、花园制作)，改善身心状态，促进身体健康的疗法。

②日本园艺疗法研修会 在福利、医疗、康复、教育等方面，作为援助和治疗技术之一，灵活运用园艺活动产生的效果和优点，即为园艺疗法。

③高江洲义英 日本园艺疗法研究者高江洲义英(1997)把园艺疗法定义为通过与以植物为中心的自然的接触，发现自我，促进自身的成长、自身态势的修复或者安定，同时通过与他人或者地区社会的共同作业和连带，以个人或者团体的康复和治疗为目标的一系列技法、活动的总称。

(3)园艺疗法综合定义

综上，园艺疗法应满足以下条件：对于自身无法享受到自然与植物恩惠的人(适用对象)；在具有专业知识和技术的人员指导下进行(专业性)；了解对象的身心机能与生活中的活动处于何种状态(健康评价)；选择使用园艺的哪个方面作为治疗手段(手段选择);明确治疗对象希望将身心机能和生活上的障碍恢复至什么程度(目标设定);考虑如何使用园艺手段(制订治疗与援助计划);与治疗对象一起努力(过程中调整协调各方);实施内容与结果的记录(记录);确认效果(效果判定)。

因此,不满足这些条件的园艺活动,严格地说不能叫作园艺疗法。在此借鉴李树华(2011)的观点,对园艺疗法的定义概括为:园艺疗法是指通过植物、植物的生长环境及与植物相关的各种园艺操作活动,从社会、教育心理及身体等方面进行调整改善,维持和恢复人们的身体与精神机能,以提高生活质量的方法。

1.2 园艺疗法的形成与发展

园艺疗法在我国仍处于理论研究阶段,以园艺疗法为目的的花园建设较为罕见。由于缺少实践研究场所,无法采集使用人群的反馈信息,园艺疗法的理论研究遇到了瓶颈。以国内外园艺疗法的发展历史为分析基础,结合国外园艺疗法实践的成功案例,并以疗法的实施空间与环境为具体出发点,将对我国园艺疗法的应用及康复环境的建设具有借鉴意义。

1.2.1 作业疗法的萌芽

早在古埃及时期,人们就认识到了农耕等活动有益于身心健康,作业疗法开始萌芽。追溯作业疗法的历史,古埃及的伊姆霍特普(公元前 3000 年)和古希腊的阿斯克勒庇俄斯(公元前 600 年)、希波克拉底(约公元前 400 年)等医学创始人已经将体育、游戏、骑马、农耕劳作、音乐等作为调节身心的处方。

1.2.2 园艺疗法的起源与发展

(1)起源期(18 世纪前)

古埃及时代,有医生让情绪波动的病人漫步花园,调整心态和情绪,这是最初形式的园艺疗法。园艺疗法的正式运用是在 1699 年,一位名叫李那托·麦加的英国人在《英国庭院》中对园艺的治疗效果记述道:在闲暇时,您不妨在庭园中挖挖坑,静坐一会儿,拔拔草,这样会使您永葆身心健康,这样的好方法除此之外别无他途。

(2)开创发展期(19 世纪至 20 世纪中叶)

该时期特点:主要收容精神疾病或神经衰弱患者,通过正常的农业劳作起到治疗作用。

1806 年,西班牙医院让精神病患者从事园艺活动;1817 年,美国第一家私人精神病医院 Friends Hospital 设公园,种植蔬果、林木;19 世纪初,北苏格兰的精神科医师让一名患者在自己的农场进行劳动后大大提高了治疗效果；19 世纪中叶，美国的精神病院中通过让患者种植花木，使患者的病情得以减轻或完全治愈；1880 年，美国精神学会创始人柯克布莱德（Kirkbride）、劳伦斯（Lawrence）、雷（Ray）等人发现田间劳作对智障儿童和精神病患者有显著疗效；1919 年，美国堪萨斯州 Dr Meninger 成立基金会，以植物、园艺的学习作为病人每日活动；1920 年，园艺活动被纳入职能治疗书籍；1936 年，英国职能治疗师协会正式认同园艺用于身、心障碍者；1942 年，Milwaukee Downer College 成为第一所授予职能治疗学位的学院，在职能治疗学院中开设园艺课程。

（3）变革期（第二次世界大战至1970 年）

该时期特点：将康复或职业培训等内容引进园艺，融入作业疗法，使园艺疗法获得重新评价，研究和应用范围迅速展开和扩大，有的大学开设了园艺医生培训讲座，开始培训园艺治疗师（horticultural therapists）。

20 世纪初，美国已认识到园艺疗法对智力低能者的智力提高和由贫困导致的变态心理的消除具有效果。第二次世界大战后，特别是越南战争后，由于战争对复员军人造成严重的心灵创伤，他们难以恢复到原来的生活中去，军人医院开始采用园艺疗法对其进行治疗，效果颇佳；1950 年，密歇根大学开始组织园艺疗法研讨会；1951 年，密歇根州立医院用园艺活动给老年病人治疗；1953 年，马萨诸塞州一家森林植物园提供园艺疗法服务，其他植物园也纷纷仿效；1955 年，密歇根州立大学授予园艺治疗硕士学位；1959 年，纽约大学医疗中心复健学部（The Institute for Rehabilitation Medicine）为了给脑血管疾病、工伤事故、骨髓损害的后遗症患者治疗，在院内专门开设了温室，以园艺活动复健肢体障碍患者，并于 1991 年春新设立了 370m^2 的室外治疗花园；1960 年，Burlingame 与 Watson 合著了该领域内的首本教科书《借助于园艺的疗法》（*Therapy Through Horticulture*）。

（4）成长期（20 世纪70 年代后）

该时期特点：建立以推进园艺疗法和加速培养园艺医生为目标的专门机构，把社会福利和生活质量的提高列为目的。为此，创办了用于技术指导的示范性庭园、视力残疾人公园或庭园及便于残疾人入内的公园或庭园。至此，园艺疗法体现出广泛的社会意义。

1972 年，Menninger 基金会与堪萨斯州立大学成立园艺治疗学科，开设园艺疗法大学课程，学生必须临床实习。1973 年，创设美国园艺疗法协会，其目的是确立与普及园艺疗法。该协会对身体残疾者、难于正常工作的人进行治疗，在全国范围内开展园艺疗法的普及、信息提供，对大学与植物园的教学活动进行支援，建立健全园艺疗法师的认定制度。该协会依据规定，通过考核对合格者授予园艺疗法师的职称，此职称已被全社会作为专门职称所公认，其声誉极高。1975 年，美国开设园艺疗法研究生课程，此后，弗吉尼亚州立工科大学等几所大学也相继开设了园艺疗法的教学课程。芝加哥植物园自 1977 年在其都市园艺部中设立园艺疗法处，开设了以一年为周期的园艺疗法课程。此课程特色之一就是为疗养院、智力低能者职业训练中心、老年人专用住宅、精神病医院、青少年工读学校、老年人福利设施、退役军人专用医院等相关机构培训专业人员。目前全美有 300 所以上的植物园与树木园都提供园艺疗法服务。1978 年，英国在各大相关高校及各类相关机构开设"治疗的园艺"课程，并于同年成立英国园艺疗法协会（HT），以所有年龄层及各种患者为服务对象，振兴庭园园艺事业，为有兴趣利用庭园进行治疗的人们提供援助。HT 是欧洲唯一的专业组织，该协会的主要工作内容为：①园艺疗法指导者的培养，疗法庭园与设施的设计，园艺疗法信息的提供；②协会所属四处疗法庭园的管理、实习指导及新设庭园的运营与管理；③为弱视者与盲人设立咨询委员会，培养盲人庭园管理技术；④支援医院、精神病患者训练中心、老年人福利设施等；⑤园艺疗法季刊与专门书籍的出版发行。1986 年，美国园艺疗法协会创办专业期刊《园艺疗法杂志》（*Journal of Therapeutic Horticulture*），宣传与推广园艺疗法。1994 年 Mr. Mitchell Hewson 出版了第一本园艺疗法专著 *Horticultural therapy*；同年 8 月，在日本东京召开第 24 届国际园艺学会会议（IHC），对"丰富的人类生活""文化的发展""园艺创造舒适环境"等涉及园艺疗法的主题进行讨论。1995 年 2 月，日本创设园艺疗法研修会，还设立了园艺心理疗法研究会。日本园艺疗法研究会的会员以东海大学的外科医生为中心，包括医生、护士、建筑家、造园家等多领域人员。之后，日本各地相继建立园艺疗法庭园设施，如设置市民农园、就农研修园等，开展园艺疗法活动。根据日本绿化中心 1996 年的调查，日本 60%以上的残疾人疗养机构已经采用园艺疗法。1997 年 10 月 8～10 日，第一次世界园艺疗法大会在日本岩手县举办，世界各地的专家、学者分别介绍了他们的研究成果、实践方法及成功的园艺疗法案例。2002 年，日本园艺疗法进入高校课堂（如姬路工业大学）。

1.3 园艺疗法相关领域

"horticultural therapy"在日本被称为园艺疗法，在韩国被称为园艺治疗。研究发现该疗法能够减缓心跳速度、改善情绪、减轻疼痛，对病人康复有很大的帮助作用。目前，美国越来越多的卫生医疗机构，从医院到老年护理院再到精神病院等，都开始青睐园艺疗法。

1.3.1　园艺

园艺(horticulture)从字面上来看，是"园"与"艺"的结合，"园"是指种植蔬菜、花木的地方，"艺"则是指技能、技术。"艺"作为动词时，本义是"种植"。"园艺"一词，原指在围篱保护的园圃内进行的植物栽培。现代园艺虽早已打破了这种局限，但仍是比其他作物种植更为集约的栽培经营方式。

现代园艺，即园地栽培(garden husbandry)，指果树、蔬菜和观赏植物的栽培、繁育技术和生产经营方法。在园艺学上，园艺通常是指与园地栽培有关的集约种植的农作物及其栽培、繁育、加工利用技术，为农业及种植业的重要组成部分。

（1）园艺的类型

①果树园艺　果树的栽培、繁育技术和生产经营方法。

②蔬菜园艺　蔬菜的栽培、繁育技术和生产经营方法。

③花卉园艺　观赏植物的栽培、繁育技术和生产经营方法。

（2）园艺活动

广义的园艺活动是指人们在生活中所进行的趣味性、自发性的园艺实践活动和为了促进身心健康而进行的园艺实践活动。

①园艺活动的场所　除室内、庭园、菜园外，还包含阳台、花坛、温室、塑料大棚、街道两旁绿地、公园等场所。

②园艺活动的类型　园艺植物的培育；用五官感受植物的生长和收获产物(蔬菜、花、水果、香草、药草等)；使用和加工植物培育的产物。

（3）园艺福利

有效利用园艺所具有的各种功效，使民众都能过上身心健康、有人情味的幸福生活，即为园艺福利。

园艺福利的内容：个人的身心健康(治疗疾病、康复、维持和增进健康等)；促进精神与情绪(人性)的成长；促进社会人际关系的顺畅和交流。总而言之，即提高生活质量。

（4）园艺疗法与园艺的联系与区别

①联系　园艺疗法以园艺为媒介，以人为对象。在以人为对象、以园艺实践为活动内容这一点上，园艺和园艺疗法是相同的。

②区别　目的不同：园艺疗法的目的是使人得到身心健康的享受，目标是促进人的健康，因此在实施过程中是以人为主体，在实施内容、方式等方面都以人感到舒适、愉悦为目的。而园艺种植是以产品的高产优质为目的，生产过程中的主体是植物，人是为植物生长服务的，劳动者在劳动过程中可以达到忘我的境界。

侧重点不同：园艺疗法实施中更多注重的是体验，是感受植物对人的刺激，不追求尽善尽美，而追求实施过程中的乐趣。如在播种过程中，感受播种带来的乐趣，观察种子发芽所带来的喜悦，而对于播种的疏密、深浅、出苗多少等没有过多要求；在栽植过程中，体验看到幼苗成活、舒展新叶的乐趣，而对于成活率、定植深浅等不做过多要求。

实施人群不同：园艺疗法适用于各类人群，可以是老年人、中年人，也可以是青少年、儿童，同时也适用于有一定残疾的人群。在实施时一般要针对不同年龄段及不同身体状况的参与者选择适宜的植物与疗愈场所，并设计适宜的活动，使他们得到精神和身体的享受。但园艺种植一般是成年人或健康人群进行的活动，需要一定的体力付出。

实施条件不同：园艺疗法疗愈的是人，在整个活动中应突出人的感受，应使人感受到舒适、安全，以一种放松心情、享受园艺快乐、环境舒适的条件下进行相关的活动，因此在活动中应满足人体对温度、光照、湿度等环境的要求，而不以植物生长所需要的环境条件为主。园艺种植则正好相反，其是以满足植物生长为目的的，生产中以创造适宜的环境条件来满足植物的生长要求为主。

园艺疗法需要各种程序，以改善治疗对象的症状，恢复和增进机能，提高生活质量。也就是说，通过有没有程序，即可区分园艺疗法与自由园艺活动。园艺疗法是在园艺和人(主要是需要医疗和园艺福利的人)的关系上，增加了作为疗法应有的程序后成立的(图 1-1)。这表明，如果不是园艺与人的关系而是植物与人的关系，再加上作为疗法应有的程序，应该叫作植物疗法或森林康养。

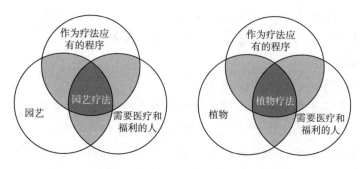

图 1-1　园艺疗法与植物疗法(引自李树华，2011)

1.3.2　健康、养生与疗养

(1)人类健康生活基本条件

人们健康生活需要具备以下基本条件：

①住　拥有能够安全居住的房屋和能够生活的场所。

②友　拥有相互交流、共同生活的亲朋好友。

③食　拥有安全、必需的种类与数量的食物。

④衣　拥有包裹身体的衣物。

其中，①③④为生活的最基本条件，因而《管子·牧民》曰："衣食足知荣辱。"

（2）养生

"养生"为动词，亦可为名词，原指道家通过各种方法颐养生命、增强体质、预防疾病，从而达到延年益寿的一种医事活动。养，即调养、保养、补养之意；生，即生命、生存、生长之意。现代意义的养生指的是根据人的生命过程规律主动进行物质与精神的身心养护活动。

（3）疗养

疗养即治疗调养，是对身心状态欠佳但常规治疗未能取得效果，而采取的使心灵和身体得到放松的一种治疗措施。

1.3.3　治疗与疗法

（1）治疗

治疗通常是指干预或改变特定健康状态的过程，是为解除病痛所进行的活动。古代医学中的药物治疗与手法经过发展已经形成了两个十分庞大的学科群，即以内科学作为基础、药物治疗为主的学科群，与以外科学作为基础的手术治疗学科群，此外，还出现了物理治疗、放射治疗、核医学、心理治疗、体育治疗、生物反馈、器官移植等新的治疗手段。

（2）疗法

疗法是指治病的方法，有特异疗法、药物疗法、五绝指针疗法、益脑回春疗法等。疗法具有广义与狭义之分，广义的疗法不仅包括治疗，还包括健康人的娱乐、锻炼、保健、预防。

（3）园艺疗法与作业疗法的关系

作业疗法，是指对于身体或者精神患有障碍的患者，为了谋求其适用的动作能力或者社会适应能力的恢复，所进行的手工艺制作和其他作业。

园艺疗法从作业疗法中分离出来，成为作业疗法的一个环节。作业疗法是可以随机应变的，使用多种活动（如园艺、音乐、散步、钓鱼、绘画、摄影、舞蹈等）作为媒介，而园艺疗法只能使用园艺。园艺作为作业疗法的媒介，虽然活动内容有限制，但适用对象广泛，可以运用多种技术和方法，这一点与音乐疗法、艺术疗法等相同。园艺疗法是相当专业的领域，它与有生命的植物有关联，这一点是与其他众多疗法的根本区别。而作为作业疗法媒介的园艺其利用的范围如图1-2所示。

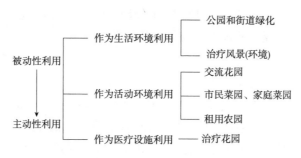

图1-2 作为作业疗法媒介的园艺的利用范围(引自李树华，2011)

1.4 园艺疗法的适用对象

园艺疗法强调园艺活动过程中所得到的身心上的福利，因此其适用的范围很广泛。在欧美国家，园艺疗法普遍应用于社会服务机构、医疗机构、精神疗养院、大专院校、残疾人学校等。园艺疗法适用的对象包括亚健康人群、残疾人、高龄老人、青少年、儿童、智力低下者、精神病患者、早期阿尔茨海默病患者、犯人等。园艺疗法简单易行，既有益于健康，又环保。随着人们对园艺治疗作用的重视，治疗的对象亦由特殊人群扩大到普通人群。

对于身体或心理障碍者等特殊人群，在采用园艺法治疗时，以药物治疗为主，而把园艺治疗作为辅助性的治疗方法；对于高龄老人、亚健康患者、儿童等人群，园艺疗法主要起恢复自信心与价值感、缓解压力、调和心情等作用，但个别病情严重的个体，需配合一定的心理干预。

1.4.1 健康未成年人

在我国，未成年人是指未满18周岁的公民。据统计，我国未成年人约3.67亿人，占全国总人口的26%。未成年人是祖国的未来，是中国特色社会主义事业的未来建设者和接班人。未成年人的健康成长关乎国运兴衰、民族昌盛。

（1）未成年人的身心特点

未成年人不同于成年人，他们在生理、心理上具有自身突出的特点：生理方面，未成年人身体的各种器官发育尚不完备，显得非常柔弱；青春期的未成年人身体发育速度加快，并渐趋成熟，特别是性成熟所产生的性差别明确化及性本能出现，身体各器官及功能急剧变化，此时，他们对物质、精神上的渴求极为强烈。这种生理变化使他们在适应社会方面常遇到困惑与不安，若不能及时地加以保护与引导，很容易导致人格、心理的扭曲。心理方面，童年期的未成年人对成年人的依恋感、依赖性较强，角色意识、自我中心意识较强；青春期的未成年人心理上渐趋成熟，独立意识产生，对成年人的依赖性减弱，情感色彩强烈，易冲动，此时的心理矛盾性明显，心理处于较复杂的状态。

（2）园艺疗法对未成年人身心健康的作用

未成年人的身心发育正处于一个由不成熟向成熟过渡的时期，他们的人生观、价值观、世界观等思想体系也正处在形成之中。高度重视未成年人的身心健康，借助家庭、学校、社会等各方的努力来共同营造适合未成年人生长发育的社会环境，提高未成年人的思想道德素质，树立正确的人生观、世界观和价值观，可保证国家长治久安、繁荣昌盛。参加园艺活动是借助社会及家庭的共同协作，不仅可以促进未成年人身体发育，形成强健的体魄，而且可以促进未成年人心理发展，培养自信心，提高合作能力。其具体作用体现为：增强认知能力；提高动手能力，促进身体发育；抑制冲动，消除急躁情绪；增强行动的计划性，解决问题的逻辑性；培养全局意识和合作精神，避免以自我为中心（图1-3）；缓解压力，因园艺活动可以让孩子们处于一个与花草、树木相伴的环境中，大自然气息环绕，简单而又专注的劳动生活使他们的压力在不知不觉中被释放出来（图1-4）；增强责任感、自信心及社会道德观念；加强交流，提高社交能力。

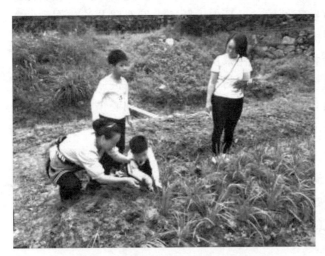

图1-3 未成年人参与园艺采摘活动

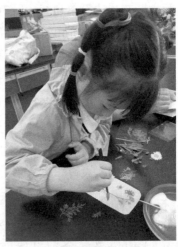

图1-4 未成年人参与压花创作

1.4.2 健康老年人

按照国际规定，65周岁以上的人为老年人；在我国，将60周岁以上的公民确定为老年人。随着社会老龄化的日益加重，我国的老年人越来越多，所占人口比例也越来越高。据统计，目前我国老年人已超过2亿人。

（1）老年人的身心特点

老年人的视觉、听觉、触觉、嗅觉和味觉等知觉衰退，记忆力、注意力以及对信息处理的能力都大不如从前，容易产生感知障碍和记忆障碍。此外，人体的各项身体机能都会随着年龄的增长而衰退，表现为四肢肌力减弱、机体反应的准确性降低。老年人背肌、腰肌和下肢肌衰老最为明显，尤其是膝盖问题较多，容易患骨关节炎等疾病。老年人需要适当地进行体育锻炼，促进全身的血液循环，以减缓机体的老年性衰老进程。

由于子女多忙于工作，加上老年人自身精力等方面的限制，生活中很容易碰到自己不懂的事物，这使老年人很容易产生孤独焦虑的情绪，感觉自己已经被时代抛弃，无所适从。老年人的生活千篇一律，整天面对的都是自己日渐衰老的身体和维持身体健康的各类药物，缺乏生活的乐趣，消极悲观的情绪严重。老年人的身体素质大不如从前，面对整天忙碌的子女，自己却无能为力，觉得自己成了他人的附庸，久而久之，便会产生自责的情绪。

（2）园艺疗法对老年人身心健康的作用

园艺疗法是一个循序渐进的过程，在与植物共存的环境中，通过系统训练和植物对五感的刺激，转移老年人的注意力，让其跟从步骤并完成任务，在与植物的互动中找到心灵和谐，从身体、心理、社会性等几个方面对老年人的健康产生积极的影响。具体体现为：刺激感官，强化身体机能（图1-5）；增强自我控制能力，消除急躁情绪（图1-6）；提高社交能力，缓解孤独无聊的心理情感（图1-7）；克服自卑感，增强自信心；正确认识生死，克服对死亡的恐惧。因而，将园艺疗法与养老相结合，则既不失文化性，又具可接受性，利于推广。

1.4.3 残疾人

残疾人包括肢体、精神、智力或感官有长期损伤的人，如盲人、聋哑人、肢体残疾人、智力残疾者等。

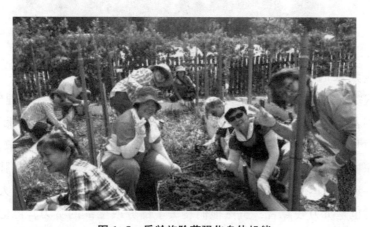

图1-5 乐龄族除草强化身体机能

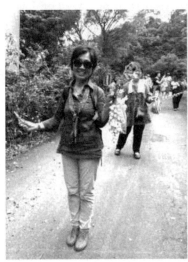
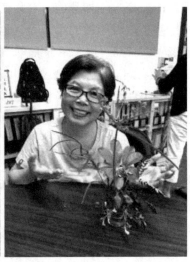

图 1-6　花草采摘插作消除不良情绪

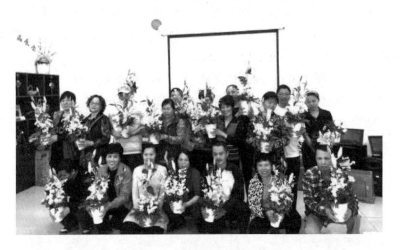

图 1-7　分享成果后的喜悦

（1）残疾人的身心特点

除去残疾部位，残疾人的生理与正常人差异不大，有的存在生理代偿现象。如视力残疾者，全身运动协调能力差，运动系统和心肺功能等方面都低于健全人，但静力性力量较强，听觉和触觉等有代偿性发育，比正常人更为灵敏、爱思考、记忆力强，抽象思维和逻辑思维比较发达；听力残障者运动系统和心肺功能与健全人基本一致，但运动的节奏感和运动技能的学习明显差于健全人；大多数语言残障者同时也是听力残障者，虽然他们丧失了部分或全部的听力，但他们的视觉十分敏锐，对事物形象方面的想象力极为丰富；智力残障者智力水平越低，其运动系统发育越差，从而影响其他器官发育。由于所处的生活环境及社会活动方面的差异，残疾人形成了与常人不同的心理特征。在心理方面，残疾人的共同心理有以下特点：孤独感、自卑感、敏感，自尊心强、焦虑和抑郁，强烈的挫折感、情绪反应强且不稳定、富有同情心等。

（2）园艺疗法对残疾人的作用效果

园艺疗法有助于调动残障学员的主观能动性，减少和消除残障学员的不良行为，帮助他们获得社交、情绪、身体、认知、精神及创意方面的改善。具体作用体现如下：刺激感官，辅助治疗；缓解各类不良的情绪；克服自卑心理，树立生活自信；鼓励并帮助重回社会。

1.4.4 精神疾病患者

精神疾病是指有害因素侵犯大脑而造成的精神活动异常，如感觉、知觉、运动方面障碍，以及思维混乱、情感失常、意志和行为的异常等。精神疾病的范畴很广，包括焦虑、抑郁和强迫症等。研究指出，我国约有 1.73 亿人有精神疾病，其中 1.58 亿人从未接受过专业治疗。虽然患者如此之多，但我国平均每 8.3 万人才有一名精神疾病医生，这个比例大约是美国的 1/20，成为中国医疗体系的最大负担。

（1）精神疾病患者身心特点

精神疾病患者经常有以下特点：由原来热情合群的人变得对人冷淡，与人疏远，孤僻、不合群，寡言少语，好独处，躲避亲友并怀敌意，生活懒散，不守纪律；或原来很有教养的人变得出言不逊，好发脾气，对人无礼貌；抑或头痛、失眠、易疲劳、注意力不集中、情绪不稳、工作或学习能力下降等；有的人甚至会表现出奇怪动作和行为，动作增多，呆板重复，无目的性，有的举止迟缓，行为懒散；有些会有被害妄想症，怀疑别人讲自己的坏话，别人的一言一行、一举一动都是针对自己，甚至认为电视上、广播里、报纸上的内容也是与自己有关；有的人怀疑自己患有某种疾病，并因此反复就医，但各种医学检查均正常，并且各种医学检查和医生的解释均不能打消其对疾病的疑虑等。

（2）园艺疗法对精神疾病患者的作用效果

①职业兴趣培养　园艺疗法的相关活动可唤起精神疾病患者的创作能动性和专注力，培养兴趣爱好，如在花艺设计、压花设计的过程中赋予作品故事情节，可引发精神疾病患者思考和锻炼其动手能力，还可通过定期浇水、施肥、除草等维护植物的工序增强其自我管理能力，培养职业兴趣。

②岗位技能培训　根据精神疾病患者个性化特点及劳动力市场的需要，开发新的就业岗位，进行岗位技能培训，模拟实践就业，提升职业技能以实现再就业。

③开发辅助性就业生产项目　园艺疗法利用植物时，可以衍生出花艺制作、压花、香料提取等活动，还有辅助性的影像作品、俳句、诗歌、小说等文艺作品创作活动。

④持续康复以稳定就业　园艺疗法是艺术和心理治疗相结合的一种新形式，越来越多的研究表明，药物结合心理治疗比单纯依靠抗精神药物进行治疗取得的效果要好。可利用社区和职业康复中心的花园资源，开设园艺疗法课程，定期为辖区内的精神疾病患者开展活动，利用植物对人五感的刺激作用使其体验植物的生命历程，领悟成长的艰辛和生命的价值，缓解心理压力，促进对事物的认知，突破生活和工作中的情感障碍，降低疾病复发率。

1.4.5　亚健康人群

亚健康是指人体处于健康和疾病之间的一种状态，又称为次健康、第三状态、中间状态、游移状态、灰色状态、潜病状态等。据统计，中国符合世界卫生组织关于健康定义的人群只占总人口数的15%，与此同时，有15%的人处在疾病状态中，剩下70%的人处在亚健康状态。通俗地说，这70%的人通常没有器官、组织、功能上的病症和缺陷，但是自我感觉不适，疲劳乏力、反应迟钝、活力降低、适应力下降，经常处在焦虑、烦乱、无聊、无助的状态中，自我感觉活得很累。导致亚健康的主要原因有：饮食不合理、缺乏运动、作息不规律、睡眠不足、精神紧张、心理压力大。

(1)亚健康人群身心特点

亚健康人群躯体方面临床表现为疲乏无力、肌肉及关节酸痛、头昏头痛、记忆力差、心悸胸闷、睡眠紊乱、食欲不振、便秘、性功能减退、怕冷怕热、易于感冒、眼部干涩等。心理方面可表现为情绪低落、心烦意乱、焦躁不安、急躁易怒、恐惧胆怯、注意力不能集中、精力不足、反应迟钝等。因而，不能较好地承担相应的社会角色，工作、学习困难，行为表现失常、无序、不当，不能正常地处理好人际关系、家庭关系，难以进行正常的社会交往等。

(2)园艺疗法对亚健康人群的作用效果

①放松心情，缓解压力　参加园艺活动，与植物接触，重返大自然，可以使人放松心情，缓解压力，恢复身心节律与大自然节律的联系，有利于身心健康。

②调整心态　参加园艺活动时，置身大自然中，有利于调整心态和培养广泛的兴趣、爱好，保持积极、乐观的心态。

③调整生活规律，保证睡眠　参加园艺活动，会导致适度的疲劳，能够调节生活规律，劳逸结合，保证充足睡眠，逐渐走出亚健康状态。

④增强机体免疫力　参加园艺活动，可以增加户内外锻炼的时间，保证每天

有一定的运动量，促进人体血液循环，增强机体自身的免疫力。

⑤更好地融入社会　亚健康人群往往是都市人群，他们每天奔忙于事业、各类应酬，空闲下来时又常与科技电子产品为伴，与圈外的交流时间很少。而参加园艺活动，可以促进与他人(圈外)的交流，更好地融入社会。

1.4.6　健康成年人

园艺疗法不仅对上述的各类人群有着良好的辅助治疗效果，对于健康成年人来说，也是一种很好的"治未病(采取预防或治疗手段，防止疾病发生、发展的方法)"手段。当今电子科技产品充斥着生活，悄悄"偷走"了许多人与大自然亲密接触的时光。在资讯洪流中，人们似乎只记得钢架"森林"里每间购物中心的名称，甚至遗忘了鲜花的气味，也很久没赤脚与湿润的土地接触。自然环境中有着宜人的小气候、洁净的空气、宁静的环境、绿色的森林景观，因而在自然环境中开展园艺疗法，能为健康人群带来以下作用效果：通过参加园艺活动，长期置身户外，能使人感受大自然的魅力，为心灵争取一方净土，能释放工作、生活上带来的巨大压力，很快恢复元气，倦怠感也会消失；通过参加园艺活动，可与其他人就园艺活动某一话题深入交流，拓宽社交圈及提高社交能力；参加园艺活动后的适度疲劳有利于促进睡眠，提高机体免疫力；通过园艺活动后的各自实物展示及活动过程中指导人员的现场指导，丰富了知识，开阔了视野；通过参加园艺活动，可提高与孩子、恋人之间的感情(图1-8)。

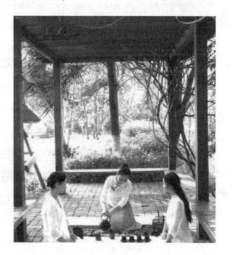

图1-8　在大自然中享受茶艺

1.5　园艺疗法的类型

园艺疗法与通过运动、音乐、舞蹈、绘画等进行治疗的原理一样，除了治疗疾病外，更重要的是在于维持精神健康、缓解压力，帮助患者在心理上产生一种转移作用。如精神病患者在园艺操作中可以转移自己过去的悲伤情绪，因为植物可以无条件地接受任何人。

根据治疗的对象，园艺疗法可分为两大类：一是治疗型，包括身体和心灵的治疗，如身心障碍者、身体障碍者、长期身体病痛者的治疗，在此类治疗中，园艺疗法属于辅助性的治疗方法，若患者病情过于严重，应以药物治疗为主；二是社会型，主要以心灵的治疗为主，包括对精神压力大者、高龄者、个性急躁缺乏耐心者的治疗，通过园艺疗法可以提升其生活品质，提高社会福利。

按照所覆盖的范围和影响，园艺疗法可分为专业治疗、身体治疗、教育治疗、精神治疗、预防治疗及自然恢复治疗等。

1.6 各国园艺疗法实践

园艺疗法起源于 17 世纪末的英国，而后在美国发展壮大，其主要针对的是健康老年人、残疾人、精神疾病患者、癌症患者、精神压力过大者等。采取的方法并不是简单地看花、看草，而是一系列很有针对性的措施。例如，根据不同的病症，确定看什么花草，种植什么样的植物。根据园艺疗法的实践对象及场所，各个国家都有自己相应的适宜的应用模式。

1.6.1 国外园艺疗法实践

1.6.1.1 英国的园艺疗法实践

英国园艺治疗协会是欧洲唯一的园艺疗法专业组织，注重从宗教侧面作为慈善事业的一种，对园艺疗法进行探讨与实践。英国人热衷园艺活动的传统为园艺疗法实践奠定了良好的基础。其主要从事园艺疗法专业技术人员培育、园艺疗法庭园设计实施与管理、相关信息搜集与出版物发行等工作。英国开设了园艺疗法在线培训课程，把蔬菜、水果和中草药等栽培以及容器种植技巧作为学习重点，同时重视培训学员与残疾人的沟通技巧和心理辅导技巧，并学习园艺治疗过程中的风险管理。

（1）人才培养及就业情况

①园艺疗法师的资格认证 当前从事园艺疗法项目的职业有作业治疗师和园艺师。

相关的培训课程有英国园艺疗法协会与 Coventry College 保健社会科学院共同设置的培训合格后能够取得"治疗园艺结业证书"的培训课程，以及在雷丁大学（University of Reading）园艺学院开设的"作为治疗的园艺"讲座。后者只限于接受满足特定条件的专业人士，培训内容范围广泛，其中还涉及残疾人被动利用的景观设计等方面的知识。

随着要求建立健全园艺疗法师正式资格认证制度的呼声越来越高，1992 年，英国园艺疗法协会、英国植物研究协会、摩尔顿专科大学、亨利双日调查研究协会共同合作，开设短期课程讲座与实习机会，培训园艺疗法师，合格人员被授予园艺疗法专业资格认证书（Professional Development Diploma in Therapeutic Horticulture)。授课内容为园艺、劳动疗法和相关领域知识，培养各个水平的从业者。主要分成3种模式：劳动疗法师的园艺课程；园艺师的疗法课程；以上二者均具备的园艺疗法课程。

首先，在英国植物研究协会参加每周1天、共30周的试点课程。其次，在园艺领域取得了相关资格，或有相关经验的19岁以上成年人，可加入前面所提到的协会作为志愿者，积累经验，再继续学习，成为英国园艺疗法协会的园艺疗法师。这对于立志从事园艺疗法的人来说，是最简便有效的途径。

②园艺疗法师的工作环境类型　在英国，园艺疗法师的活跃场所范围很广，按照设施类型，主要工作场所环境概括见表1-1所列：

表1-1　园艺疗法师工作环境类型

相关机构	园艺疗法实施概况
分析疗法中心、成人职业训练所、社会教育中心	未设置住宿设施，主要以身体障碍者为对象。大部分是利用园艺活动进行与工作相关的实践性、社会性的能力训练。其中也有将园艺活动作为休闲活动而进行实践的
医院	以所有精神性、身体性障碍者为对象，可分为由专职园艺疗法师全面实施园艺疗法和园艺疗法只限于治疗组或时间上允许而加以实施的2种类型
雇用障碍者的养护园艺机构	雇用障碍者进行营利性栽培的设施。对障碍者付给与健康人同样的薪酬。由行政或志愿团体运营，由园艺管理者进行监督或指导
特殊学校	为身体障碍者或学习障碍者及听觉障碍者而设置的园艺训练学校，由园艺指导员进行指导。根据情况，有时也有由园艺疗法师进行指导实施的园艺工程项目学校
家庭、护理中心	在很多家庭、村镇及其他护理中心，为了提供休闲、工作、社会性技能训练而利用园艺，拥有疗法用园艺单元或构架，并配有园艺指导员。管理主体主要是行政社会福利科、志愿者机关或民间团体
示范花园、公共花园、示范城市	与上述机构稍有不同，是园艺疗法正在普及的新机构之一。示范花园或公共花园一般是公开的，旨在促进园艺活动与障碍者之间的关联。由示范者或工程技术人员对团体进行园艺工作指导。多半是在行政支持下，由志愿者机关进行管理和运营。示范城市是向障碍者提供特别设备和工作车间的场所

（引自李树华，2011）

典型案例

“茂盛”之特朗科威尔花园和巴特西花园

“茂盛”(Thrive)是创建于1978年的英国小型慈善机构，其主旨就是利用园艺活动改善残障人士的身心健康状况。该机构不仅提供疗法施行、技术培训，还开展园艺疗法实证研究，并且拥有两个专属的园艺疗法花园。

特朗科威尔花园位于伯克郡比奇黑尔村，与"茂盛"的总部相邻。花园有种植区域，有野生动植物繁育的池塘，还有一个重点设计的展示花园区，包含适应不同的身体、心理特征人群的 5 个小花园。其中，"心灵花园"为中风和心脏病的康复期患者服务；"快乐花园"为 14~19 岁需特殊教育的少年服务；"弱视者花园"为视觉障碍人群而设计；"旅行花园"是为精神病及智障者而精心设计的场所；"奇异花园"是新奇创意与体贴功能的结合体，并获得 2010 年切尔西皇家园艺协会年会金奖。

"茂盛"另一个专属花园建于 1984 年，位于伦敦巴特西公园之中，是英国第一个明确为残障人士而建的园艺疗法花园。它开展的项目与社区紧密结合，服务圈涵盖伦敦的西南地区。巴特西花园受到了普遍欢迎且参与人数众多，并于 2011 年底进行扩建。新花园的目标进一步拓展：通过园艺活动培训青少年技能，增强其责任感，降低其犯罪率；增加对中风病人和智力障碍者的服务项目，通过园艺活动增进交流能力；与当地企业合作，对残障人士进行培训，帮助他们找到工作。

1.6.1.2　美国的园艺疗法实践

园艺活动一直是美国人喜爱的活动。调查显示，美国目前拥有园艺爱好者至少有 7800 万人，占美国成年总人口的 40% 以上。研究表明，在植物生长季节美国园艺爱好者平均每人每周花在花园里的时间为 3~4h，有的人甚至花去 10h 以上。同时，他们还花费一大笔金钱。每年，美国人用于园艺方面的总开支大约 220 亿美元。这些钱主要用于购买种子、秧苗、花草及树苗，还有肥料、农具等。如今美国已成为园艺疗法治疗领域的领先国家并且在园艺疗法的研究与理论方面极为活跃。他们的研究与理论对于其他国家在园艺治疗研究方面的发展具有十分重要的指导和借鉴作用。

美国园艺疗法协会登记审查委员会（Registration Review Board）对园艺疗法相关登记申请者的专业能力程度进行认证，园艺疗法师的种类是根据申请者对园艺疗法相关知识与专业训练、职业经历以及其他专业活动和成绩进行判定的。美国园艺疗法协会同样注重基础理论与实践相结合教学，开设了"园艺疗法基本原理""园艺疗法技术""园艺疗法程序"和"园艺疗法管理"等课程。各条件判定合格后，园艺疗法师分为园艺疗法技师、正园艺疗法师、高级园艺疗法师 3 个级别。

美国多所大学开设了园艺疗法课程，美国园艺疗法协会和多数植物园开展了相关职业技能培训，其重视将园艺学专业知识与医学理疗相结合。罗格斯大学园艺疗法专业将植物系统、栽培技术和人类精神健康紧密联系在一起，其必修课分为园艺疗法专业课、人文科学课和园艺学专业课 3 类。实习课为解决植物科学中的特殊问题。罗格斯大学的园艺疗法教学体系得到了美国园艺治疗协会（AHTA）的充分肯定，学生可以通过学习得到AHTA的专业认证。具体开设情况如下：

科罗拉多州立大学的园艺疗法专业将园艺课程与治疗学和人文科学相融合，从而为社会培养从事人类健康保健治疗的专业人才。该校园艺治疗专业的学生除了要完成化学、代数和写作等基础课程外，还需完成相关专业课程学习，具体有"园艺学""基础心理学""基础园艺疗法学""植物繁育学""土壤学""艺术与人文科学""全球文化意识学""温室管理""应用与普通昆虫学""植物病理学""园艺治疗技术""心理辅导技巧""异常心理学""园艺疗法管理"以及选修3门园艺方面课程和3门医疗与人文科学方面课程，最后还要开展实习课程。

堪萨斯州立大学的在线园艺疗法课程讲授园艺疗法中的人文问题、临床技能、园艺学知识和实训操作，探讨人与植物的关系、康复花园的利用和园艺疗法的社会影响，并通过案例讲解园艺疗法的技巧；针对不同服务群体进行指导、实践和临床评估，将理论与实践联系起来，使学生能将学到的理念应用到特定的人群上。学习"温室系统和管理""景观维护""水果蔬菜园艺生产"和"植物繁育和病虫害防治"等课程。

罗切斯特拿撒勒学院的园艺疗法辅修学士学位的必修课课程有"园艺疗法导论""园艺疗法与人群""园艺治疗方案开发与管理""园艺学导论""园艺学实验导论"和"心理学导论"，并从"发展心理学（婴儿和儿童）""发展心理学（青春期和青少年）""发展心理学（成年人和老年人）"和"人类行为和社会环境"中选修1门，同时还要从"医疗术语介绍""心理辅导准则"和"老年人心理问题"中选修1门。

波特兰社区学院的园艺疗法课程特别注重园艺治疗技能的教育，其核心课程有"高级园艺疗法""园艺治疗策略""园艺治疗技能Ⅰ""园艺治疗规划""园艺治疗技能Ⅱ"和"治疗性花园"，实习则按美国园艺疗法协会的标准和要求进行。

纽约植物园推出园艺疗法证书课程，主要讲授"园艺疗法对行为健康中的影响""植物繁殖基本准则""植物科学导论""园艺疗法介绍""基础园艺学""园艺治疗活动分析""针对特殊人员的园林设计""园艺疗法的方法与材料"和"园艺疗法的程序管理"，并组织学生参观库克医疗中心，其所教课程与园艺疗法应用和社会需求紧密结合。

典型案例

案例1：迈阿密退伍军人医疗中心

该机构是专为退伍军人提供内外科、神经科、精神病学、康复等一系列医疗服务的综合机构，园艺疗法的临床应用贯穿到户外娱乐。该机构于 1998 年建立了多个疗养花园。这些花园包括：含抬升植床的蔬菜园、种植乡土植物的庭荫花园、举行活动的遮阴棚，以及专为失智症患者设计的感官花园等。

案例 2：布灵顿中心

布灵顿中心是一个园艺教育中心，位于一片原先是苗圃地的丘陵，拥有优良的自然环境。该园艺教育中心主要面向儿童和青少年学生，提供园艺、植物学的实践知识，同时又是一个优美宁静的游赏花园。内含有多功能厅、温室、操作间及树木园、花卉园、药草园等，以及一个为身体或精神有障碍的学生而设计的疗法花园。

案例 3：春溪花园景区

该景区始建于 1986 年，1995 年在当地非营利组织的呼吁下，政府出资引入社区园艺项目。目前景区包括儿童花园、植物园、岩石园、湿地展示区及由当地居民认领耕种的社区花园等。该景区倡导可持续园艺及生态教育、娱乐及康复疗养、关爱自然及本土文化、人与人的交往沟通、公众参与及社区服务等一系列健康公益主题。

1.6.1.3 日本的园艺疗法实践

园艺疗法在日本的历史虽然只有 20 多年，但发展势头强劲。作为老龄化程度最高的国家，日本在绿地建设中普遍考虑弱势群体的使用，各研修会与研究组织对园艺疗法的探讨及研究深入而细微。

(1) 园艺疗法的研究组织及其活动

日本还未建立园艺疗法的全国统一组织。关注园艺疗法的推广与实践的人们自发组织研究会、研修会或者类似的活动，如西神户园艺疗法研究会、园艺疗法研修会、日本园艺疗法研究会、园艺疗法研究会、大阪园艺疗法研究会、静冈县园艺疗法研究会、福冈县园艺疗法研究会、山梨园艺疗法研究会、高知县园艺研究协议会等。

(2) 园艺疗法阶段性目标的设定

研究者泷邦夫把日本园艺疗法的阶段性目标要点设定如下：

①短期目标　提供面向社会福利机构的园艺疗法指导方法等信息；实践者通过体验交换信息；召开由美国等园艺治疗师发起的教学研究会；园艺志愿者的培训和接纳体制的完善；致力于园艺疗法的组织、集团、个人的网络化和职责分担；在农学(造园、园艺)、医疗福利等相关的大学等教育机构开设讲座。

②中期目标 示范庭园的建设；园艺疗法推进组织(园艺疗法协会、园艺疗法学会)、体制的确立。

③长期目标 作为社会福利的服务内容之一，完善应对每个人的需要、人人都可以接受园艺服务的体制。

典型案例 ---

案例1：西野医院

西野医院是康复医院和老年人养生村的集合体。除了诊疗与康复领域，也在抗衰老领域运用园艺疗法展开研究。医院未单独设立园艺疗法园，而是将所处的优美山地环境及建筑内部作为开展园艺疗法的场所，因此建筑的选址、设计都十分注重与自然环境的结合，并充分考虑良好的观景视线。园艺疗法的服务对象基本是常住与日间照护的老年人。

案例2：惠光园

惠光园是一个服务于智障者的福利设施，创立于1957年。它提供安置、医疗、职业训练教育、到家照护、日间照护等一系列服务，是将医疗、福祉、教育合为一体来协助智障者的机构。自然环境和园艺活动是帮助这些人群的重要手段，因此环境的选址和设计都力求发挥自然的治疗功效。惠光园在自然环境的基底上建设了26个不同主题的活动单元，并以洄游式的方式将其串联，可以有效训练智障者的人际互动、自我照护、应变等能力。

1.6.1.4 加拿大的园艺疗法实践

加拿大也是园艺疗法开展较好的国家，情况与美国相似，在过去60多年中十分重视将园艺疗法的实践建立在研究基础之上。由于具有大片原生自然地域和地广人稀的国土特征，园艺疗法的实践往往拥有更广阔的场所，并且更重视与自然环境的融合。

全国性组织如加拿大园艺疗法协会(Canadian Horticultural Therapy Association, CHTA)成立于1980年，专门从事园艺疗法师工作的会员少，大多数从事看护、作业疗法、娱乐疗法、教育、景观设计等领域方面的工作。协会以增加教育机会、增加简报发行次数、支持申报园艺疗法相关研究、开发教育项目、建立登记制度为目标。在加拿大，进行园艺疗法教育的只有不列颠哥伦比亚(British Columbia)专科学校。还有3个机构已开发园艺疗法项目，协会也正在准备与相关大学合作，进行园艺疗法的通信教育项目。

典型案例

案例1：家庭式氛围的老人护理设施

该设施位于维多利亚市，由两个老人护理设施整合而成，于1995年建成使用。大约80%的入住者具有某种认知残疾。为了营造出家庭的气氛，该老人护理设施分成7个相连的小屋，各个小屋围合一个中间庭园。这些小房间分为日常生活中不太需要工作人员帮助的A类房间与相对需要工作人员帮助的B类房间。在此所提供的护理项目秉持着以下的理念：维持入住者的自立与自尊心；尽可能多地保持与家庭和地方的联系；参加每个入住者所选择的生活样式的项目；参加入住者会议，听取对设施的运营意见。

案例2：园艺疗法不同主题的8个中庭

多伦多市的柏克老年人护理休闲中心是由犹太人地方团体设立的，已逾75年历史，主要从事老年人医疗与福利事业，为提高老年人的生活质量做出了贡献。在6个休闲设施中，共有8个园艺疗法庭院及若干个温室。这8个中庭包括：冥想之庭、街角、治愈中心、老年时尚之庭、村头绿地、西海岸之庭、组合栽园、自然房间。对于园艺疗法项目，在娱乐部有园艺疗法师与疗法娱乐师，在医疗部有作业疗法师分别进行指导。

案例3：圭尔夫复健花园

圭尔夫复健花园的建设目的就是为社区内的居民尤其是老幼及障碍人士服务，通过劳动、交往、接触自然达到身心康复的作用。社区的园艺区作为该花园的核心，是提供园艺教学、操作并认领耕种植物的区域，同时也在此举行各种活动，如精心设计的园艺课程、讲座等。此外，花园还包括静态游览区，如在"螺旋园"可眺望河景，树木园则为亲近自然、安静思考创造环境。整体植物选择意在充分激发感官体验。

案例4：天意农场

农场位于温哥华岛的哥维根谷。患有身心障碍的人士可在此进行一系列的园艺和农业活动，从播种到收获，直至产品加工售卖，从而对身体、心理、精神、社会交往全方位的康复产生促进作用。农场中还有一个为阿尔兹海默病老人服务的疗法花园，特别设计的环境要素包括可供凝视的自然景物、8字形的散步路径及抬升花床等。

1.6.1.5 荷兰的园艺疗法实践

H. H. Berteler 在 1989 年成立了关于植物与在人类生活中的运用的咨询公司，即 Bureau Aangepast Green(Office for Adapled Crenn)(BAG)。BAG 具有医疗方面的意义，接受来自所有年龄段、所有需要帮助的人关于运用园艺的咨询。当然，荷兰还有实践园艺疗法的小组和供残疾人使用的庭园，但是无美国园艺疗法协会和加拿大园艺疗法协会类似的组织。

典型案例 --

案例 1：鹿特丹市身体残疾者使用的庭园

1988 年荷兰的鹿特丹市，利用各种各样的基金和团体、协会、个人的捐款及众多志愿者的帮助，建立起供身体残疾者使用的庭园。该庭园用于延展每个人的能力，从各种各样的束缚中把自己解放出来，是一个提供活动的"碰面场"。身体残疾者一起开展各种各样的体验，开展内容丰富的园艺活动。庭园设备完善，附设培育花卉与蔬菜的场圃及供观赏植物、放松心情的休息地。为了避免单调，植物配置上变化丰富，甚至植株的高度都有变化。

案例 2：专业的园艺训练中心

在荷兰由某财团运营的、以青少年身体残疾者的教育与训练为目的的国立学院接收 16~25 岁的视觉障碍者，还接收了 200 名其他身体残疾者，自 1997 年开设了职业中心。青少年残疾者的园艺课程是：45 人进行每周 5 天、为期 1 年半的学习，为了毕业之后能在花卉栽培、树木栽培、宿根草栽培乃至绿地整备与管理等领域得到工作而进行训练。除此之外，为了培养园艺疗法师和助理，每年还开设 1 次或者 2 次为期 5 天的特别课程。

案例 3：改造园艺的普及

为了推进"改造园艺"在荷兰全国甚至世界的普及，1985 年荷兰初次建立了公共植物园。利用这个植物园，每年分两次(各 6 天)向社会福利人员传授园艺技术方面的知识，并考察荷兰的 Prederiksoord 园艺学校、庭园及供身体残疾者用的园艺道具等。其活动范围涉及比利时、德国、澳大利亚、葡萄牙、意大利、南非等地。

1.6.2 中国园艺疗法的发展背景、现状与前景

中国 5000 多年的传统文化博大精深，其中包括了与园艺疗法相关的园艺文化与技术、中医中药理论与临床经验，还有一些独特的健身方法，为我国园艺疗法

的形成与发展奠定了基础。

1.6.2.1　中国园艺疗法的发展背景

（1）园艺疗法的思想根植于中国传统文化之中

"人与天地相参也，与日月相应也"出自《灵枢·岁露论》，其含义是：人不是完全孤立的生命体，而是与自然界和人类社会所息息相关的。《黄帝内经》中认为人的生活环境与身体健康和疾病有着千丝万缕的联系，并明确提出人和自然是一个统一体。这些观点与现代园艺疗法的理念如出一辙。

中国文人自古以来崇尚自然，并以传统花木作为人格寄托，其中尤以魏晋南北朝的文人为代表。例如，东晋王羲之建兰亭于会稽山，周围是"崇山、峻岭、茂林、修竹"胜境；陶渊明喜居田园，留下了"采菊东篱下，悠然见南山"的佳句；《兰亭修禊图卷》（图1-9）展现了东晋时期王羲之等社会名流畅游于山水之间，《竹林七贤与荣启期》（图1-10）描绘了阮籍、嵇康等人在竹林中放浪形骸，饮酒取乐。古人寄情于山水，在自然中修身养性，正是现代园艺疗法推崇的疗愈方式，因此可以认为园艺疗法的思想早已萌芽于中国。但由于这种隐逸风习的对象多为文人雅士，多注重环境的文化氛围，与现代的以广大民众为对象、以医治身心疾病为目的的园艺疗法有所不同，因此可以称之为中国古典式的园艺疗法，其对具有中国特色的园艺疗法体系的建立有很好借鉴作用。

（2）中医中药理论为中国式园艺疗法的发展提供理论依据

园艺疗法属于生态疗法的延伸。我国的生态疗法历史悠久，古代中医学就可视为一种生态医学，道家五脉中的"医字脉"更重视人体健康与自然环境的相互作用，如五色五味五音的应用，因此，用传统医学理论来指导园艺疗法场所的设计与康复实践具有重大意义。同时，园艺疗法也是自然疗法，接近于传统医学，对疾病的预防具有前瞻性，相当于中医学的"治未病"、现代医学的"预防医学"。将自然疗法和传统医学相结合，能达到互补的效果，防治疾病的效果进一步加强。

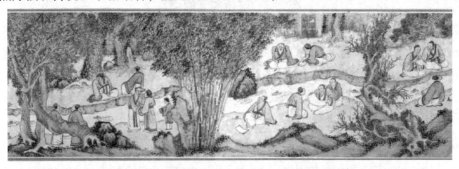

图1-9　《兰亭修禊图卷》（明·钱穀）（美国大都会艺术博物馆藏）

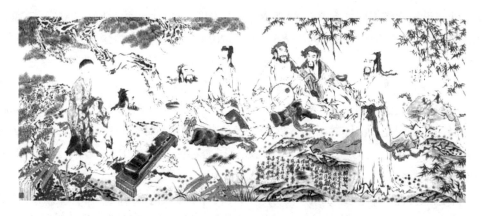

图1-10 《竹林七贤与荣启期》(江苏南京西善桥南朝墓出土)

微观层面上，中医药文化的基础理论(如阴阳、五行等)对园艺疗法有指导意义。阴阳学说指导园林空间布局、植物色彩选择、基础设施位置布局、活动场地类型的设置；五行学说用以归类，规律性、系统性地指导景观植物及其色彩的选择。有学者将植物和园林景观特性与五行相对应，以此将景观通过五行与人体联系起来，人体健康的问题就可以通过景观进行调整。另有学者以传统中医理论指导设计康健花园，并从五行生克和阴阳平衡两方面提出新的康健花园设计概念和框架。

目前中医药文化在园艺疗法中的应用研究主要集中于两个方面：一是药用植物在植物园、康健花园中的应用，即药用植物已广泛应用在植物主题园、疗养景观中，营造特色园林景观；二是结合园林景观来传达中医药文化。花园中分布不同花期的植物，使花园的生命力得到延续。同时发掘其色、香、触等生理特性，使病人得到不同程度的健康恢复。

(3)中国的花卉栽培利用技术为园艺疗法提供疗愈手段

园艺疗法直到近年才在中国逐渐发展起来，然而我国花卉植物的栽培、应用历史悠久。据记载，早在三四千年以前中国人已经开始种植花木并将其作为观赏植物，种花、赏花、咏花、用花的传统在历史上由来已久。以花卉为主题的诗词歌赋数不胜数，在用花方面，人们更是直接以花朵、叶子或根茎作药材、食材，或作为绘画及刺绣装饰的题材。中国古人进行的种花、赏花、咏花、用花活动都与现代园艺疗法的疗愈方式不谋而合。

1.6.2.2 中国园艺疗法的发展现状与前景

(1)中国园艺疗法发展现状

虽然园艺疗法在国外发展已趋成熟并深入人心，但是在我国起步较晚。在20世纪90年代，虽有园艺疗法相关的文章发表，但基本上为介绍园艺疗法的科普性文章。

最初，园艺疗法主要风行在台湾与香港地区，在台湾有十几年的发展历史，技术条件和设施比较成熟。台湾的黄盛璘，是中国第一位园艺治疗师。2007年，黄盛璘教授出版了《走进园艺治疗的世界》，并于2014年成立了台湾园艺辅助治疗协会，开辟逾3300m² 的农场作为培训新一代园艺治疗师的基地，目的是传播"绿色关怀（Green Care）"的概念。郭毓仁出版了《园艺与景观治疗理论及操作手册》（2002年）和《治疗景观与园艺疗法》（2005年），这两本书主要描写了园艺疗法与景观治疗的概念和发展、对不同受众群体的影响、具体实施方法及预期目标等。香港地区园艺疗法的带领人物冯婉仪于2008年初在香港地区成立了香港园艺治疗中心，为园艺疗法的普及做出了很大贡献。

中国大陆地区，直到2000年，李树华在《中国园林》发表了《尽早建立具有中国特色的园艺疗法科学体系》一文，第一次全面深入地阐述了园艺疗法的概念、发展历程及功效，结合实例介绍了园艺疗法的实施，并提出了在中国实施园艺疗法的思路。之后，才开始在园林、医疗等领域展开园艺疗法研究，并有一定的实质性进展。孟瑾、李珂等人在《医院疗养院园林绿地设计》（2008年）中用大量图例和文字，全面介绍了医院和疗养院中关于绿化景观设计相关的知识。多位学者也以国内疗养院、康健花园或居住区户外环境为例入手，探讨了园林绿地的康复保健功能，并提出相关设计的理念与导则，强调了康复景观在未来城市园林中的重要性。2006年，修美玲对参加园艺活动的40位老年人进行观察，通过心情指数、脉搏及血压检测发现园艺操作活动有助于增强老年人心肌收缩，获得身心健康。2007年，康宁通过观测脑波对比试验发现，园林景观中植物群落是使人获得减压的最佳选择，其次是水景，且单从植物群落来说，男性受影响程度高于女性。2008年，李法红等人再次通过验证苹果树花、叶对人体脑波的影响，证实赏花和采摘活动能帮助人们获得精神放松和愉悦。2011年，李树华教授主编了中国第一部有关园艺疗法的著作《园艺疗法概论》，并结合多年的科研工作发表了《园艺疗法科学研究进展》《英美园艺疗法师资格认证制度与就业》《中国纪检监察学院园艺疗法花园设计》等多篇论文，成为国内园艺疗法的带头人。2012年，黄蔷薇让数位参与了园艺治疗的心理疾病患者填写焦虑自评量表，对自身入院前后进行焦虑自评，发现园艺治疗的确使该部分患者的焦虑情绪锐减，但这种单一的非客观量化指标说服力较弱。同年，李霞则采用生物反馈测量法、心理测验法等多种检测方法，对同色彩不同种植物和不同色彩的同花型植物进行影响对比，发现植物色彩对人们影响显著，且不同色彩的植物（群落）会产生不同的心理调节效益。同样采用多方法验证的，还有郑哲等人，于2014年采用心情评定、行为观察及生理指标检测等方法，多重证实了户外庭园能促进精神疾病人群康复。

中国社会工作联合会心理健康工作委员会园艺治疗学部发起人之一周萌博士于

2012年提出了"园艺养心计划",这是以园艺疗法为核心理念,针对中国国情实施的一种心理调适和精神康复的方法。实践对象有沈阳市养老中心的老年人、辽宁残疾人康复中心的孤独症儿童及都市解压人群。他们参与园艺活动,通过五感刺激增进身心活力,获得认知、社交、身体、精神等方面的益处。该计划坚持开展了多年,是中国大陆开展园艺治疗活动的先行者。2014年7月,中国社会工作联合会心理健康工作委员会园艺治疗专业学部(以下简称"园艺治疗学部")成立大会在沈阳召开。这一具有里程碑意义的会议,标志着中国大陆园艺治疗的发展进入了一个新的历史时期,园艺治疗学部成为中国大陆首个致力于研究探索、实践推广园艺疗法的组织。

中国纪检监察学院花园设置了五感园、康复空间来实施园艺疗法。2010年底上海辰山植物园修建园艺体验花园,并在2012年4月1日"爱之希望——公益樱花季"活动中,上海辰山植物园再次展现了园艺疗法环节内容。北京博爱医院在1200m²的院区园地中开展园艺疗法,种植蔬菜、水果和花卉;北京市海淀区苏家坨镇后沙涧村的小毛驴市民农园已开展社区支持型农业(community supported agriculture, CSA)的探索,市民可以进行假日休闲并吃到自己种植的新鲜蔬菜,从客观上已创造出园艺疗法的条件。在将园艺疗法理论进一步扩展的保健园林建设方面,以程绪珂为代表的上海园林界相关人员通过努力钻研,进行了大胆实践。民星新村是上海第一处以生态保健园林理念规划改造的居住区实例,大量选用了保健树种形成休息锻炼空间,深受居民欢迎,科学测试数据也说明了该居住区空气清新,有益健康。其分区结构包括:形象主题景点;体疗类保健区,占地约6200m²,有松柏类群落、银杏林、香樟林和枇杷林等;嗅觉类香花保健区,占地约2400m²。

国内目前创办的相关协会以香港、台湾两地居多。香港园艺治疗协会曾在"5·12"汶川大地震中参与了重要的心理援助工作并会定期举办培训活动,进行园艺治疗师的资格认证,还与景观设计师一起进行康复景观的设计管理。台湾绿色养生协会以及台湾景观园艺治疗研究中心,一方面将园艺、景观设计、医学和社工多领域的专业人员联系起来,进行园艺疗法在社会各界的推广以达到辅助治疗;另一方面为患有特殊疾病如唐氏综合征、脑性麻痹等的病人,以及老年人、小学生和一般大众提供服务。

(2)中国园艺疗法发展前景

伴随着社会的快速发展,生活节奏也不断加快,各类群体都承受着不同程度的压力,园艺疗法在中国有比较大的需求。例如,近年来高校教师工作压力大,出现行为失常的案例屡屡发生;大学生心理问题也不容忽视,0.1%~0.2%的大学生存在较为严重的心理问题,导致学生失踪、自杀等事件时有发生,而造成心理问题的主要原因是压力大,缺少锻炼,心理脆弱,环境压迫,户外集体活动及交流少等。同时，随着人们健康理念的进步，对于自然环境的要求也越来越高，环境问题已成为影响人类健康的主要因素之一。康复景观作为园艺疗法的一部分，不仅能帮助医院里的病患改善身体状况，也能在更多公共场所对更多普通大众产生一定的积极影响。但在这之前，首先需要摒弃"基于园艺疗法康复景观的设计是为特殊人群所用"的传统概念，将受众扩大到更广大的群众当中，使更多人的身心健康得到改善。同时"康复"并不等同于"治疗"，基于园艺疗法的康复景观无法治好某种疾病，但它发挥很多辅助性的作用：减轻压力、放松身体、帮助增强自我调节能力；有常规医学达不到的效果；创造良好的环境，便于更多人体验治疗和康复过程；为访客提供安静自在的环境。

中国进行园艺疗法的研究还处于起步阶段，明显滞后于发达国家，园艺疗法被认为是补充现代医学之不足的辅助疗法。同时，面对14亿人口，在主观上中国比任何国家都更需要园艺疗法，在客观上我国具有丰富的传统养生保健经验、博大精深的中草药技术和丰富的植物资源，开展园艺疗法非常适合我国的实际。相信不久的将来，中国园艺疗法的运用也将赶上发达国家的水平，给百姓带来切实的利益。

目前，园艺疗法在我国的应用主要有两个方向：一是对各种身心疾病的治疗，如青少年网瘾、老年人的康复治疗；二是应用在城市规划及园林绿化上，强调园艺疗法的疗效和应用的基本原则，是充分体现人性化的根本需要，也是未来园林建设的根本趋势。

1.6.3　国外园艺疗法实践对中国的启示

（1）注重相关学科交叉应用

国外园艺疗法学科体系注重将园艺学与医学、心理学等学科紧密融合，充分发挥学科交叉优势。与国外园艺疗法发展相比，首先，中国园艺疗法学科过多强调园艺方面，在人文科学与医学板块重视程度不够高，在心理学教育、心理辅导技巧和医学常识等方面的教育有待提高，因此应加强园艺学与医学领域的共同发展。其次，在园艺治疗技术和园艺治疗方案开发管理方面还比较薄弱，需要进一步提升园艺治疗专业知识和技能的培训。第三，多种改善人类健康的治疗方法，如园艺疗法、笑声疗法、艺术疗法、物理疗法、基因疗法、音乐疗法等，已被纳入医疗和康复服务范畴内，同时运用两种或两种以上疗法往往能显著提高治疗效果，因此应加强学科间交流，使园艺疗法更具结构化和标准化，构建完备的理论知识体系，促进园艺疗法的推广和应用。

（2）拓宽园艺疗法实践场所

国外园艺疗法之所以发展迅速，主要得益于其在实践中成长的模式，园艺疗法来源于生活，最终运用于生活。综合来看，美国和日本等国家充分利用了医院、植物园和疗养院等场所开展园艺治疗，同时也注重开发设计专用型园艺疗养院，极大地促进了园艺疗法的推广。然而，目前中国的园艺疗法应用范围较窄，仅限于少量的公共绿地和疗养院等，但园艺疗法是一门实践性很强的学科，因此应拓宽园艺疗法实践场所，加强实践教学。准备开设园艺疗法课程的高等院校应率先开始建造培养人才的专用园艺疗法庭园与场所，为社会做示范。有条件的城市可以兴建园艺疗法"五感"公园、体验园等，可以在植物园、公园以及森林公园等公共绿地内设置园艺疗法区(角)，也可推广城镇郊区市民农园、农家乐等。敬老院、精神病院、劳教所、工读学校等也应设置园艺疗法专用场所。开始时，可由高等院校提供教师进行技术方面的讲授与指导，公园绿地部门提供实践场所，社会福利部门提供参加对象，各方发挥各自优势，促进园艺疗法事业的发展。

(3)加快园艺疗法学科体系完善步伐

中国园艺疗法学科体系建设尚不完善，应加强相关方面的学习。通过总结国外高校园艺疗法相关专业和课程设置发现，园艺疗法是以客户为中心，以植物和园艺活动为治疗工具，根据特定群体的生理、心理特点和治疗目标来制订园艺治疗方案，最终通过一系列的园艺过程达到康复的目的。总体来说，园艺治疗学科体系大致包括三大块，即园艺学、心理学与医学和园艺治疗学。园艺学是园艺疗法学科体系中的基础和工具，心理学与医学是园艺疗法学科体系中的支撑和保障，园艺治疗学是园艺疗法学科体系的关键和核心。此外，还需注意治疗过程中的风险控制和对治疗效果进行评估。

(4)丰富园艺疗法教学方式

国外园艺疗法教学方式丰富多彩，有全日制本科教育、全日制硕士教育、辅修学士学位、大学必修课、大学选修课、在线课程培训和职业技能培训等。与之相比，目前中国仅有少数学校开设了"园艺疗法"选修课和少数机构开展了园艺治疗师培训。为了让学生更高效、更便利地学习专业知识，应开发多种园艺疗法教学方式，开启线上和线下双模式教学，同时组织相关培训机构开展园艺疗法师技能培训，为社会提供更多的专业人才。

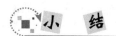 小　结

本单元根据各国对园艺疗法的不同定义得出比较明确的园艺疗法的综合定义；阐述了园艺与园艺疗法之间的区别与联系；在园艺疗法类型的基础上阐述了与园艺疗法相关的其他作业疗法并对他们之间的区别与联系做了比较详细解说；详细阐述了园艺疗法适用的各类人群及各国园艺疗法的实践情况，以供借鉴。

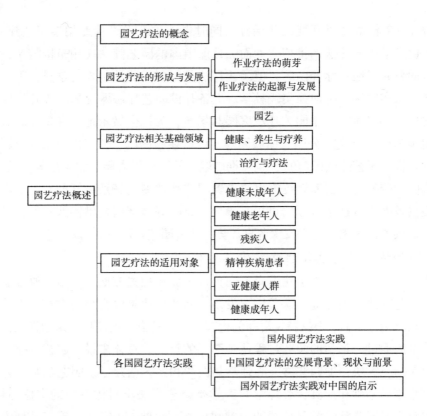

自主学习资源库

http：∥junan123.com/16753.html

http：∥news.yuanlin.com/detail/20171120/260918.htm

https：∥www.toutiao.com/i6283788645858017794/

https：∥www.sohu.com/a/193950091_160891　园艺疗法国外发展情况案例

https：∥baijiahao.baidu.com/s？id＝1611773772217570648　园艺疗法的发展历程

https：∥www.douban.com/note/646392041/　中国园艺疗法的发展历程

http：∥mini.eastday.com/mobile/171124161120868.html　中国园艺疗法 HTAC 的发展历程

http：∥www.sohu.com/a/209593840_663589　中国园艺疗法发展基础

https：∥v.youku.com/v_show/id_XMzE3MzEzNDY1Mg＝＝.html？spm＝a2h0j.11185381.listitem_page1.5！4~A　园艺治疗学部发展历程(优酷视频)

http：∥m.gmw.cn/2018-09/18/content_31236523.htm　园艺疗法培养孩子专

注力

　　http：∥m. gmw. cn/2018-09/18/content_ 31236523. htm　日本有一种园艺疗法，让孩子更专注

　　http：∥www. sonhoo. com/info/1058968. html　康复机构探索"园艺疗法"

　　http：∥www. whjlw. com/2017/01/10/44705. html　国外老人为何热衷园艺

　　http：∥news. sina. com. cn/o/2016-08-19/doc-ifxvctcc8043468. shtml　"园艺疗法"为服刑人员心理降温

思考与练习

　　1. 园艺疗法相关基础领域有哪些？它们的概念与特征分别是什么？

　　2. 简述园艺疗法的概念、对象、类型。

　　3. 园艺疗法与园艺的区别是什么？

　　4. 简述与园艺疗法具有相同作用效果的其他疗法。

　　5. 简述世界范围内园艺疗法的发展历程。

　　6. 我国在园艺疗法发展方面具有哪些传统的基础条件？

　　7. 如何建立具有中国特色的园艺疗法学科体系？

　　8. 园艺疗法对未成年人具有哪些作用？

　　9. 如何针对老年人开展园艺疗法？

　　10. 如何针对各类残疾人开展园艺疗法？

　　11. 亚健康人群的身心特点是什么？园艺疗法的作用效果体现在哪里？

　　12. 对于健康人群，园艺疗法的主要作用有哪些？

单元 2

园艺疗法的作用原理及功效特征

学习目标

知识目标

(1)理解园艺疗法的作用原理。

(2)理解园艺疗法实施的可行性依据。

(3)掌握园艺活动对身体机能恢复的作用及园艺疗法的功效特征。

技能目标

会根据园艺疗法的作用原理合理选用相应园艺活动类型。

2.1 园艺疗法的作用原理

2.1.1 园艺疗法的作用基础

园艺疗法主要是通过人的五感而起作用，通过调整中枢神经系统兴奋与抑制过程，促进疾病向好的方面转变。依据接收信息的方式，人类的感官系统可分成五大感官系统，即视觉系统、听觉系统、触觉系统、嗅觉系统和味觉系统。

近年来，随着脑神经科学的快速发展，关于脑与心理的关系也出现了新的见解。当人受到外界刺激时会产生某种印象，此时所反映的直观的心理作用就是感性。而眼睛、耳朵等五官就是外界刺激的感应器。园艺疗法项目中，植物和园艺活动刺激视觉、听觉、嗅觉、味觉、触觉的感受器。传达这些感觉的信息几乎又同时进入控制各个感觉的大脑皮质的感觉区。在那里，另外的神经细胞(神经单位)的突触(神经细胞之间为了获取信息传达物质，互相延伸突起而形成的神经系统中典型的结合形态)与多个感觉皮质联系，信息被并行处理，从而认识当时的外界环境。

2.1.2 园艺疗法的作用方式

(1)五感

五感即视觉、听觉、嗅觉、味觉、触觉，是指人通过眼睛(看到的形态和形状)、耳朵(听到的高、低、长、短等一切声音)、鼻子(闻到的香、臭等)、嘴巴(吃到的苦、辣、酸、甜、咸、鲜等各种味道)、手(触摸中感觉到的冷热、滑涩、软硬、痛痒等各种触感)等5种器官所体验到的感觉。

(2)人类感知的差异性

人对事物的感觉有其个体特点：

①个体间的感觉存在着一定的差异　不同的个体之间存在不一致性，如有人感觉器官比较灵敏，而有人则相对迟钝。

②同一个体的感觉存在着不稳定性　同一个人在一天的不同时间感觉会不一样，如有人早上感觉灵敏，而有人则下午感觉灵敏。当然，感觉是否灵敏和一个人一天当中的心情也有关。

③感觉容易受到干扰　这种干扰主要来自周围的环境，如所有的人都坐在一起，如果大部分人都说该花有香味，那么即便有几个人并没有真正嗅到此香味，他们也会同意大多数人的观点，认为该花有香味。在这种情况下，他们就丧失了独立判断的能力。

④感觉受经历的影响较大　过去的经历及对某些香味的熟悉程度影响其感觉，

如让一组人来描述某种香味，如果其中含有某种热带水果的香味，对于来自南方的人来说，他会很容易将该香味识别出，而对于从未接触过该水果的人来说，可能很难识别。

通常，人们认为获得某种刺激而出现反应的过程是瞬间完成的，而实际上，这个过程的完成至少需要 4 个步骤：刺激—感觉—接受—反应。该过程是客观事物通过感官的摄入，经过神经系统在人的大脑中的综合反映。

（3）园艺疗法对人五感的刺激

植物能提供不同的感官刺激，包括视觉、听觉、味觉、触觉及嗅觉等方面的刺激（表 2-1）。植物的色、形对视觉，植物的花的香味对嗅觉，可食用植物对味觉，植物的花、茎、叶的质感对触觉，都有刺激作用。园艺疗法项目中，通过植物和园艺活动带给人的刺激，打开了作为感觉刺激窗口的视觉、听觉、嗅觉、触觉、味觉的受容器大门，然后产生感觉和知觉，之后伴随感觉而产生感情、欲望等。

表 2-1　五感刺激的感受方式与感受内容

五感刺激	感受方式	感受内容
视觉刺激	眼睛观察	欣赏植物颜色、形态、运动及其他景观配置
听觉刺激	耳朵倾听	叶片摩擦声、虫鸟鸣声、流水声、雨声
嗅觉刺激	鼻子闻	花香、叶香、土香
触觉刺激	皮肤感受	触摸植物，感受植物的肌理，体会与植物接触的快乐；感受风吹；触摸水
味觉刺激	舌头品尝	香料植物、料理、蔬菜、果实

另外，自然界的虫鸣、鸟语、水声、风吹及雨打叶片也对听觉有刺激作用（图 2-1），可称为自然疗法，这也是广义的园艺疗法的内容之一（图 2-2）。

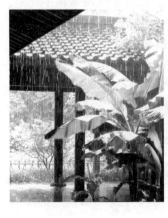
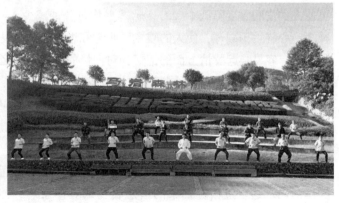

图 2-1　雨打芭蕉　　　　　　　　图 2-2　自然疗法

①视觉刺激　不同颜色可产生不同的视觉效果。暖色如红色、橙色、黄色等较为鲜艳夺目，使人心跳加快、精神亢奋，给人以热烈、辉煌、兴奋和温暖的感觉；冷色如青色、蓝色、紫色等较为深沉，则使人感到清爽、娴雅、肃穆、宁静和放松；白色令人感到神圣纯洁和宁静。视觉刺激主要是通过色感丰富、形态各异的植物搭配，营造出有特色的视觉效果环境，人们处于这样的环境中，精神焦虑和负担会减轻，身体劳累也会有所减轻（图2-3）。美国环境心理学家乌里希博士（Roger Ulrich）曾进行过一项试验，专门研究户外环境对手术后患者健康的影响，结果表明，从医院病房能看见窗外自然景象的病人比从窗户仅能看见建筑墙体的病人康复期更短，手术后的并发症亦能得到减轻。

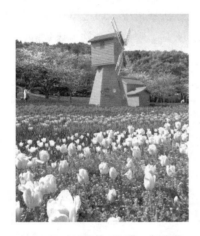

图2-3　植物颜色对人视觉的刺激

②听觉刺激　从充斥着汽笛声和工地施工声的城市中走出来，到虫鸣鸟叫、流水潺潺、树叶瑟瑟的自然风景中去，人们会不由自主地感到身心舒畅。芒草及细竹叶由风吹摩擦后能够产生声响，落叶随风发出的瑟瑟声，青草摇曳的沙沙声，小鸟的叫声，花园内的风声，均能产生不同的听觉刺激，从内耳进入脑部深处，让人感受到大自然的美妙，达到消除疲劳感和紧张感的效果。此外，室外加设池塘、瀑布，室内加设小型水池，带来的潺潺流水声令人心境平和。

③嗅觉刺激　花卉所散发的各种袭人香气，可通过鼻道嗅觉神经直达大脑中枢，能够改善大脑功能、激发愉悦感，对疾病康复和预防疾病有一定作用。花香的分子颗粒经现代科学证实，既有杀菌效能，又可净化环境。经常置身于优美、芬芳、静谧的花木丛中，可使人的皮肤温度降低1~2℃，脉搏平均每分钟减少4~8次，呼吸慢而均匀，血流减缓，心脏负担减轻，使人的嗅觉、听觉和思维活动的灵敏度增强。而且人们闻植物的气味，容易唤起感情方面的记忆，对记忆的保持和回忆也有很大帮助。

④触觉刺激　植物不同部位（如树皮、树叶、花朵、果实、种子等）、不同植物质地（平滑、粗糙、茸毛、坚实、薄脆、肉质）、不同材质的石头、不同质地的路面等，均能为人们提供不同的触觉感受（图2-4）。让参加者触摸不同质地的植物，达到感官刺激效果。例如，在翻整土地时，温度、硬度、形态、颜色变化、气味等的刺激向上传达，直到中枢，至大脑皮质的感觉区，然后引导手进行相关操作活动。这个过程将抽象的情感转变成具体意志，然后传导至土壤，达到缓解压力的作用。

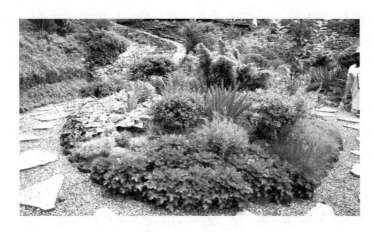

图 2-4　触觉花园

⑤味觉刺激　在实践场所内，栽种较易成活的水果、蔬菜、香草后，采摘食用，味道会直接作用于大脑边缘系，它的刺激直接连接情绪中枢，容易唤起感情方面的记忆，或给人带来愉悦的感受。

2.2　园艺疗法在我国实施的必要性和可行性

园艺疗法具有增进身心健康、消减疾病的良好功效及经济实惠、方便操作等特点，而我国具有丰富的传统养生保健经验、博大精深的中医药文化和丰富植物资源，开展园艺疗法非常适合我国的实际。

2.2.1　园艺疗法实施的必要性

（1）社会竞争激烈，人类面临压力大

当今中国社会竞争激烈，人们面临上学、就业、工作和家庭等各种各样的压力。通过参与园艺活动，接近植物与大自然，令身心得到放松和恢复，可有效地减轻累积的各类压力。因此，大力发展园艺疗法可促进社会和谐发展，减少社会矛盾的发生。

（2）老龄化进程加快

20 世纪 90 年代以来，中国的老龄化进程加快。65 岁及以上老年人口从 1990年的 6299 万人增加到 2000 年的 8811 万人，占总人口的比例由 5.57% 上升为6.96%。预计到 2040 年，65 岁及以上老年人口占总人口的比例将超过 20%。随着我国城市化进程不断加快，家庭模式中传统三世同堂越来越少，越来越多的家庭趋于小型化，加之城市生活节奏的加快，年轻子女陪伴父母的时间变少，使得我国传统的家庭养老功能正在逐渐弱化。最新调查显示，预计到 2020 年，独居老年人和空巢老年人将增加到 1.18 亿人左右，成为老年人中的"主力军"，其精神生活贫乏，晚年生活质量不容乐观。大力发展园艺疗法可成为缓解老龄化问题出现的有效手段之一，借助园艺活动可以消除老年人焦虑、烦闷甚至抑郁的不良情绪，重树生活信心，促进身心健康，提高老年人的生活质量。

（3）残疾人口数量多

我国残疾人口数量庞大，《2006 年第二次全国残疾人抽样调查主要数据公报（第一号）》显示，我国现有各类残疾人口 8296 万人，占全国总人口的比例为 6.34%（不包含中国香港、澳门及台湾地区数据）。残疾人在心理及生理上均有着区别于正常人的特征，如心理上可能会感到自卑和孤独，敏感多疑、自尊心强，渴望得到社会的关注和尊重等。园艺疗法的实施对身体残障者具有刺激感官、辅助治疗、令身体机能恢复并获得职业技能和回归社会的作用，在心理上可令其树立自信心，缓和急躁情绪。因而，大力发展园艺疗法，也是加快推进我国残疾人事业发展的重要举措。

（4）未成年人人数比例高

据统计，我国未成年人约占全国总人口的 26%，居世界首位。儿童的爱国情感、集体责任感、恻隐之心、自尊感及羞耻感都在不同程度上表现出随年龄增长而下降的趋势。同时，该类人群敏感脆弱，缺乏理性分析，渴望独立且自制能力差，易出现情绪低落、孤独、焦虑等心理问题。园艺疗法的实施则会在一定程度上增强这类人群的责任感及行动的计划性，促进心理及生理各方面的平衡发展。

（5）患病人数增加，疾病种类增多

随着现代化进程的加快及老龄人口的增长，人类患病的人数明显增加，且疾病类型越发复杂。园艺疗法在实施过程中是一个以园艺相关活动及自然环境为媒介来促进身心健康。此过程中人与植物、自然界产生心灵对话和共鸣，察觉植物生命的美好与感动，可以使人们更好地认识大自然、热爱大自然、保护自然环境，促进人与自然的协调发展。

（6）就业形势严峻

高校扩招、教育机制中存在的某些弊端以及毕业生专业知识与社会需求的脱节，导致高校毕业生就业形势严峻。在发展园艺疗法过程中，必将形成全新的园艺疗法产业，注册园艺治疗师等一批新的相关就业岗位将大量涌现，为我国增加就业机会，减轻当前巨大的就业压力，促进和谐社会的建设。

2.2.2　园艺疗法实施的可行性

（1）园艺疗法实施的行为基础

园艺疗法的实施以人的园艺活动为基础，以植物的种植、使用来建立联系，从而获得感觉体验与动作体验的反馈。如在利用、培育植物的行为中(或种植植物，或看到植物发芽后激动兴奋，或看到植物想伸手去触摸等)，发生了各种猎取、创造、培育等行为活动，进而获得各种感觉、动作体验(表2-2)。

表 2-2 园艺活动中的行为基础及体验类型

行为类型		行为后获得的体验类型
猎取	获取	通过种植、观察、利用植物，令生活重燃希望、令心情愉悦，即感觉体验
	创造	通过庭园设计，或活动过程中的问题创新性解决，或利用植物艺术创作等，令感觉体验与动作体验并存
培育		通过栽培植物，与孩子或兴趣相同的人(下一代)产生共同体验和话题，传达生活的智慧与文化，令感觉体验与动作体验并存

(2)园艺疗法实施的文化基础

中华传统文化中包含与园艺疗法相关的园艺文化与技术、中医中药理论与临床经验，还有一些独特的健身养生方法，这些为园艺疗法的建立与发展奠定了基础。

(3)园艺疗法实施的物质保障

中国乃世界花园之母，国土辽阔，地跨寒、温、热三带，地形复杂，气候多样，得天独厚的地理条件和气候条件为各种植物提供了适宜生长繁衍的环境。据统计，我国现有种子植物25 700多种，蕨类植物2400余种，苔藓植物2100多种，合计有高等植物3万余种，为全世界近30万种植物的1/10。我国还有大量的藻类、菌类和地衣植物。这些种类繁多的植物构成我国宝贵的植物资源基因库，使我国成为世界园林植物重要分布地之一。

(4)园艺疗法实施的条件保障

①植物栽培技术精湛，经验丰富，应用历史悠久　据记载，早在三四千年以前，中国人已经开始种植花木作为观赏植物，种花、赏花、咏花、用花的传统在历史上由来已久。

②专业基础好，人才来源渠道宽　国内农林类大中专院校均开设不同层次的园林园艺类专业，为社会培养了大批园林园艺专业人才，他们只需经过园艺疗法其余相关专业课程培训即可转为园艺疗法专业人才。

③人才队伍逐步壮大　在我国的台湾和香港已经拥有一批在美国园艺治疗协会注册的园艺治疗师和专门从事园艺疗法研究的专业人才，在内地也有以清华大学李树华教授为代表的园艺疗法科学研究人才。

④园艺疗法理念越来越受到认可　园艺疗法的理念从20世纪90年代初就开始

被引入和宣传，已有 20 多年的历史，已经在疗养院等机构中得到较广泛的应用，目前上海和厦门等多个城市已经开办园艺治疗师国际证照班培训课程。

2.3 园艺疗法的特征、实践活动及功效

2.3.1 园艺疗法的特征

（1）与植物建立密切关系

园艺疗法是把自己融入自然环境中，主要依靠植物或者围绕植物展开的活动而获益。以植物本身或某种园艺活动作为疗法的媒介，进行植物的培育活动，根据植物自身的遗传特性，与植物生长建立管理关系，并根据时间、场所及需要对植物进行管理。如植物的栽培养护、插花、制作标本、压花、为植物染色、造园等，均是园艺疗法的表现手法。因此，培育植物过程中发生的所有行为及植物产品的加工和利用五感品味，是园艺疗法区别于其他疗法的显著特征。

（2）感觉体验与动作体验并存

园艺活动中与植物建立关系的方法有两种：通过五官感受进行的感觉体验和与植物积极建立关系的动作体验（图 2-5）。园艺疗法通过活动过程来感受植物对人五官的刺激，追求实施过程中带来的乐趣。如在播种时的整地活动，让人体验运动的乐趣；在观察种子发芽过程中，体会到胜利的喜悦及满满的成就感；在植物栽植并观察其生长发育的过程中，让人感受到植物顽强的生命力，体验看到幼苗成活、舒展新叶的乐趣；在幼苗培育过程中给人一种保护幼苗的担当意识。

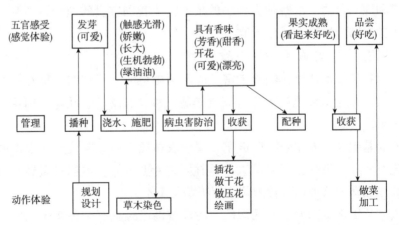

图 2-5 感觉体验和动作体验的相互作用（引自李树华，2011）

（3）兼具多种疗法的特点

园艺疗法兼具多种疗法的特性，这是它与其他作业疗法的又一个显著区别。

利用植物的特性而进行的园艺治疗，属于植物疗法的范畴；以植物为媒介的花疗法主要是通过花的香味、颜色等带给人以身心的放松，香草疗法则是将植物的香味功效用于疗法中，这两种疗法与植物的栽培没有关系，所以不属于园艺疗法的范畴，但这两种方法与园艺疗法共同的特点就是利用植物作为媒介；通过园艺活动，可恢复自信心，产生精神方面的改善及恢复作用，很明显具精神疗法的特征；在征求治疗对象意见的基础上，让他们实际参与园艺操作，自我表现，即体现行动疗法；参与压花、干花、花艺、盆景制作等园艺活动时，体现艺术疗法(图2-6)。

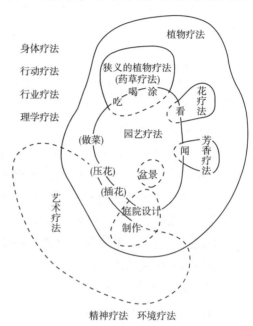

图2-6 兼具各类疗法特点
(引自李树华，2011)

（4）用于园艺疗法的植物种类繁多、运用方式多样

地球上所有的植物都有可能成为园艺疗法的使用媒介，在园艺疗法实施中，可以在这些植物中根据需要自由选择合适的种类。

在使用时必须把握植物的特征，根据治疗对象的体力和症状选择植物材料以确定活动内容(如利用根、茎、叶的哪一部分，食用还是观赏，赏叶还是观果，闻花香还是赏花色等)。

每种植物的生长习性及生物学特性各异，有着不同的环境要求和栽培方法。即使是以同一种植物为对象进行浇水、施肥，也因生长阶段(幼苗期、生长期、花期、果期等)、长势(柔弱、强健)、环境条件(温度、湿度、土壤状况、光照等)、季节、容器大小等不同而不同(表2-3)。

表2-3 园艺疗法利用的植物特性及运用方式

植物生长特性及生物习性	主要应用情况
触 感	叶和茎的光滑程度、刺的有无、毛的多少及柔软情况
香 味	有无香味及刺激气味
色 彩	花、叶片、果实是观赏的重要部位
多年生与一、二年生	根据使用对象具体情况选择适合的植物
抗 性	一般选择抗性强、病虫害少的树种，易成活，无毒害
株型大小	一般选择株型小的植物，方便使用

(续)

植物生长特性及生物习性	主要应用情况
干形、叶形、花形	株形奇特、叶形和花形别致的植物深受喜爱,应用范围广
花的有无	对于初次体验的人来说,最好选择开花植物
种子的大小	根据使用对象选择适宜的种子大小
种子的发芽速度	一般选择发芽速度快的植物能引起持续的关注
移栽、扦插成活的难易程度	容易成活的植物能带来自信心,增强兴趣,效果更佳

(改编自李树华,2011)

(5)活动的丰富性

园艺疗法举办的活动应具有丰富性的特点,即基于人的视觉、触觉、嗅觉、听觉、味觉五感,设计不同的活动内容和环境,通过感官认知环境,开展植物种植活动以体会植物生长过程等。在室内可以开展压花、插花、园艺植物的手工制作等,也可以开展播种、换盆、修剪等活动。室外活动可以是观赏、休闲等,也可以是定植、整枝、采摘等。总之,一切与园艺植物有关的、以人为本的活动都可以作为园艺疗法的活动范畴。

(6)服务对象的多样化

园艺疗法适用的对象包括亚健康成年人、残疾人、智力低下者、精神病患者、早期阿尔茨海默症患者、犯人等。随着人们对园艺治疗作用的重视,适用的对象范围由特殊人群扩大到普通人群,如儿童、青少年和老年人等。

(7)效果缓慢,非即时性

一般来说,园艺疗法的效果不是即时性的,其实施的周期为1天到几个月,有些几个周期后方能慢慢显现出效果。在最初阶段,很多人不知道什么环节、什么活动类型会产生什么效果。但经过一段时间的观察,会发现确实能够改善症状。

(8)从植物的生活周期中体会生死周期

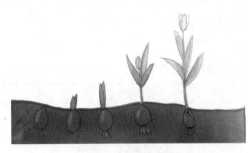

在园艺疗法中,通过与植物接触,可以体会到生与死、四季与昼夜的周期性变化。一年生植物一般要经历发芽、生长、开花、结果,这个生命周期每年都会重复(图2-7)。通过对这个过程进行观察,我们将自己一生的生长变化与该过程紧密联系在一起,从而预感到生命的进程及生命周期的短暂。

图2-7 观察植物的生长

2.3.2 园艺疗法的实践活动

对于年长者而言,可进行一些室内活动,如盆栽、修剪、微景观制作等;对于青壮年，可适当进行一些体力劳动；对于体力较充沛人群，则可以进行户外活动。具体如下：

（1）压花

压花就是利用物理和化学方法，将植物材料包括根、茎、叶、花、果、树皮等经脱水、保色、压制和干燥处理而成平面花材，经过巧妙构思，制作成精美的装饰画、卡片和生活日用品等植物制品（图2-8）。活动在室内进行，园艺疗法师对活动内容进行讲解和示范后，治疗对象根据自己的想象空间在底板上进行规划和设计，园艺疗法师进行辅导。压花中每一名参与者进行精心选材，仔细粘贴，平心静气地完成自己的作品。需注意的是，对于针对智力障碍儿童的压花活动，只需注重他们的操作过程，让他们感受花艺的乐趣，促进他们身心的协调发展，而不应衡量他们的作品。

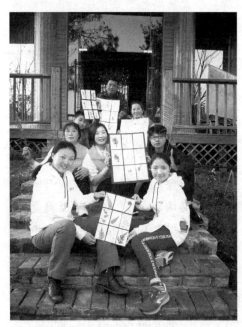
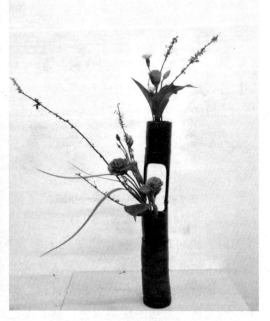

图 2-8　压花作品创作　　　　图 2-9　东方插花作品——筒花

（2）插花

聘请经验丰富的花艺师进行现场培训、指导和花艺展示，然后组织大家进行欣赏和实践。活动中花艺师对花艺制作相关知识进行讲解，唤起人们对插花活动的热爱，让人们通过欣赏花艺作品来体验生命的真实与灿烂（图2-9）。

（3）室外种植活动

组织大家到实验基地进行植物的播种、移植、修整和收获等一系列园艺操作

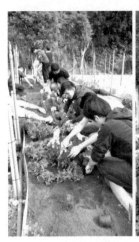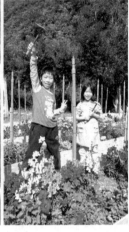

图 2-10　从事园艺活动

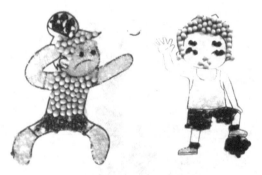

图 2-11　利用种子制作拼图

（引自李树和等，2013）

活动（图 2-10）。通过培育植物，不仅能增加身体活动量，活动四肢筋骨和关节，而且可通过五官感受植物的生长，收获产物，增强自信。

（4）室内种植活动

主要指利用容器栽培适宜生长于室内且容易成活的植物，如多肉植物的栽植、组合盆栽的制作、苔藓微景观制作、水培植物的栽植等。最终，在室内展示种植的成果，使参加者有一个感性认识，加上对各种作品的鉴赏，令大脑松弛下来，进一步消除各类不良情绪的影响。参与者共同经历，共享产物，产生共鸣，培养与他人的协调性，提高社交频率。

（5）利用种子制作图案

利用种子的不同颜色、不同大小、不同形状，可以制作出各种图案，达到疗愈目的（图 2-11）。一般适用于儿童和老年人在室内开展活动，不仅培养了兴趣，也提高他们的创作思维。应用时一般以大粒种子为好，也可以与粮食作物的种子结合在一起应用。

（6）盆景设计制作

以植物、山石、土、水等为材料，经过艺术创作和园艺栽培，在盆中典型、集中地塑造大自然的优美景色，达到缩地成寸、小中见大的艺术效果，同时以景抒怀，表现深远的意境，犹如立体、美丽、缩小版的山水风景（图 2-12）。通过盆景制作，有利于预防老年期痴呆症、增加人们的生活情趣，增强自信心和成就感。

（7）组合盆栽设计制作

即选用一种或几种生长习性相似的观赏植物，运用艺术的构图原则和配置手段，经过人为设计后，将其合理搭配并种植在一个或几个容器内的花卉应用形式（图 2-13）。通过此园艺实践，增加身体活动量，活动四肢筋骨关节，培养人们的忍耐力与注意力，

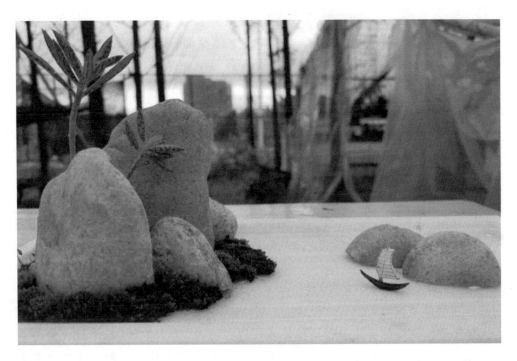

图 2-12　盆景设计制作

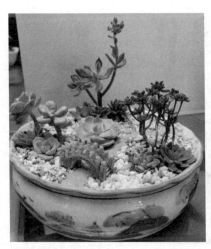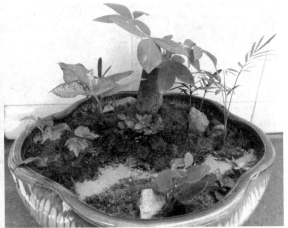

图 2-13　组合盆栽设计制作

通过共同经历、共享产物，产生共鸣，促进交流，培养与他人的协调性，提高社交能力。

（8）苔藓微景观设计制作

即用苔藓植物和蕨类植物等生长环境相近的植物，搭配各种造景小玩偶，运

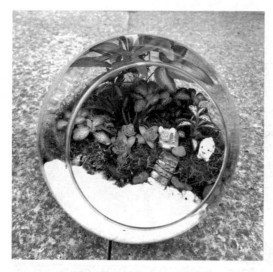

图 2-14 苔藓微景观作品

用美学的构图原则组合种植在一起的新型桌面盆栽(图 2-14)。通过此实践活动,促进参与者勤动手、多动脑,促进各器官的活动,加速身体的新陈代谢,预防老年期痴呆症。加上对各种花草树木的鉴赏,令大脑松弛下来,进一步消除各类不良情绪的影响。

(9)一米花园设计制作

即根据设计意图,将植物或作物以地栽或盆栽形式配置于有限空间内(图 2-15)。此实施过程是一个开放、互动并具有全程参与性的过程,可形成很好的交流沟通形式。设计施工者可以表达自己的意愿,集思广益,并参与实体搭建。这样的实施过程不仅体现了以参与者"个人发展"的个性化服务需求为出发点,也为公众提供一个了解和学习绿色住宅的机会,同时考虑儿童参与,亦为下一代教育做了最好的实践演示。

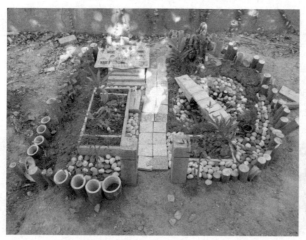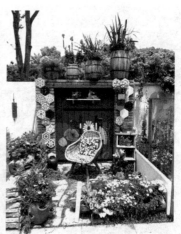

图 2-15 一米花园设计制作

2.3.3 园艺疗法的功效

园艺疗法不同于物理治疗或化学药物治疗,它是一种辅助性的治疗方法,借由实际接触和运用园艺材料,维护、美化植物和庭园,让身体活动,同时享受这个过程,进而疏解压力与复健心灵。

园艺活动对身心健康的益处很广。如种植、浇水、锄草等劳动，能增加身体活动量，运动四肢筋骨和关节。大量的观察及研究发现，园艺活动对神经官能症、高血压、心脏病等患者具有很好的辅助治疗作用，尤其上述病人在病情相对稳定后进行适当的园艺活动，更有利于改善其神经系统、心血管系统的功能，起到增强心脏功能、降低血压、稳定情绪及消除失眠等效果。老年人缺钙较为普遍，有研究证实：经常从事园艺劳动能使人骨骼坚硬，特别是对年过50岁、面临缺钙威胁的妇女来说，种花、锄草等能起到延缓和制止钙质过快流失的作用。

（1）精神功效

①消除不安心理与急躁情绪　在医院病房周围种植草木，使病人于其中散步或通过门窗眺望，可使其心情舒缓。据研究，在可以看见花草树木的场所劳动，虽然劳动强度不变，但可以使劳动者产生满足感，如果劳动场所是园艺栽培活动地，则效果更佳。

②增加活力　投身于园艺活动中，使病人特别是精神病患者忘却烦恼，产生疲劳感，加快入睡速度，起床后精神更加充沛。

③松弛大脑　一般来讲，红花使人产生激动感，黄花使人产生明快感，蓝花、白花使人产生宁静感。鉴赏花木，可刺激调节松弛大脑。

④培养创作激情　花艺设计制作、压花、盆景制作、盆栽花木、花坛制作及庭园花卉种植等各种园艺活动，是把具有自然美的植物材料按照自己的想象进行布置，使其成为艺术品。这种活动可以激发创作激情。

⑤抑制冲动　在自然环境中进行整地、挖坑、搬运花木、种植培土及浇水施肥，在消耗体力的同时，还可抑制冲动，久而久之有利于形成良好的性格。

⑥培养耐性与注意力　园艺的对象是有生命的花木，在进行园艺活动时要求慎重并有耐性。例如，修剪花木时应有选择地剪除，播种时则应根据种粒的大小选择不同的播种距离和覆盖不同深度的土壤，这些都需要耐性与注意力。若在栽植花木的中途去干其他事情，等想起重新栽植时，花木可能已枯萎。因此，长期进行园艺活动，可培养耐性与注意力。

⑦增强行动的计划性　植物种类不同，操作内容不同，则播种、移植、修剪、施肥季节亦不同。进行园艺活动，必先制订计划。或书面计划或脑中谋划，因人而异。此项工作可以增强自己与植物的感情，培养时间观念(早、晚和季节的变化等)。

⑧增强责任感　采取责任到人的方法，参与者必须清楚哪些是自己管理的盆花、花坛等。因为花木为有生命之物，如果管理不当或疏忽，会导致枯萎。这可

使参与者认识到哪些是自己不得不做的工作，从而产生与增强责任感。

⑨树立自信心　待到自己培植的花木开花、结果时，会受到人们的称赞，这说明自己的辛勤劳作得到人们的认可，在心理得到满足的同时还会增强自信心。这对失去生活自信的精神病患者医治效果更佳。某些特殊群体如老年人、叛逆期的未成年人、残疾人、绝症病人等，他们在生活中往往会出现疲于人世的思想，但通过参与园艺活动，获得产物，可令这部分人群重获自信，提高社会价值感及成就感。当然，为了不让患者们失望，开始时应该选择易于管理、易于开花的花木种类。

⑩提高认知能力　想把植物护理好，必须对植物生长的整个过程有一定了解，熟知栽种步骤，并对不同植物的习性有一定认识，从而在浇水、施肥、修剪上有所区别。同时，在栽植过程，需做出不同的决策，如不同的植物种类其适用的基质、容器的大小，庭园植物颜色、种类的搭配，以及植物养护时浇水、施肥的量等。此外，许多园艺活动包含创意元素，能刺激及发挥参与者的想象力和创意潜能，可以充分调动参与者的思维活动，建立一定程度的良性刺激，唤起对生活的渴望和追求，对患有疾病的对象还可起到辅助治疗和康复的作用。

(2)体能及保健功效

人的身体如果不频繁地进行使用，其机能则会出现衰退现象。局部性衰退会导致关节、筋骨萎缩，全身性衰退会导致心脏与消化器官机能低下、易于疲劳等。

残疾人、卧病在床者及高龄老人容易出现身体的衰老，而园艺活动是防止衰老的最好措施；白天进行园艺活动，晚上疲劳后上床休息，有利于养成正常的生活习惯，保持体内生物钟的正常运转，这对失眠症患者有一定的疗效；参与园艺活动时，在种植、浇水、施肥、拔草、修剪、松土、采摘等过程中，身体会不断地运动，如走动、弯腰、举手、伸展、抬头、蹲下、起来等，参与者的每一个动作都让体能得到锻炼，如训练骨骼、肌肉，促进血液流动，训练平衡、协调手脚，使心脏有节奏地跳动、大脑快速地思考，通过汗液排出有害物质。

在植物养护过程中，参与者付出劳动，植物则反馈给参与者绿叶、花朵、硕果，这样形成一个良性循环，付出后得到回报，让参考者每一次都是用一种享受的心态去参加园艺活动，过程中人脑会产生一种多巴胺，让人心情愉悦。园艺疗法使人沐浴在大自然优美的环境中(负氧离子含量高，空气清新)，一边种植培土，一边浇水观赏，沉醉当中，将不快之事抛诸脑后，修炼身心、增强体质、消除挫折情绪，是各种疾病的有效预防药。

（3）社会功效

①提高社交能力　园艺活动能够帮助现代人走出自己的孤岛，当人能够与自然沟通的时候，人与人的距离便不再遥远。作为一种爱好，园艺可以帮助人与年龄、经历、背景完全不同的人以园艺为话题，通过共同经历，共享产物，产生共鸣，促进交流，提高社交能力，同时有利于创造和谐的社区环境(图2-16)。

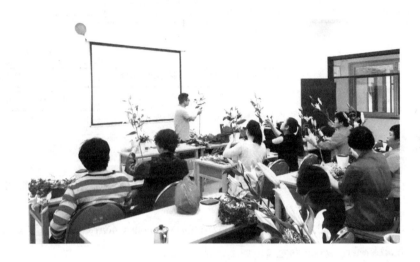

图 2-16　社区的插花培训活动

②进行职业训练，培养专业技能型人才　园艺疗法技术性强，通过对治疗对象特别是对犯人、残疾人、特殊教育学校的学生和工读学校学生实施园艺疗法，传授其园艺知识和操作技能，增强其适应能力。当他们在训练过程中通过考核评估，根据考核结果重新回归社会时，部分人可就职于园林绿化与园艺生产部门。此外，在接受园艺疗法时，要进行与园艺活动相关的生产计划制订、实施、观察、判断、评价等基础方面的职业训练，也为从事其他职业打下基础。

③增强公共道德观念　治疗对象在利用花木对自己的生活环境进行美化、绿化，为花木除草、浇水，给盆栽换土、扫除落叶等时，可以培养自己美化环境的意识和习惯，增强公共道德观念。

④提高生活品质　园艺活动可作为健康人的休闲活动之一，如休闲时光的养花、盆景修剪、插花、压花等，有利于陶冶情操及营造优美的生活环境，提高生活品质。

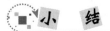 小 结

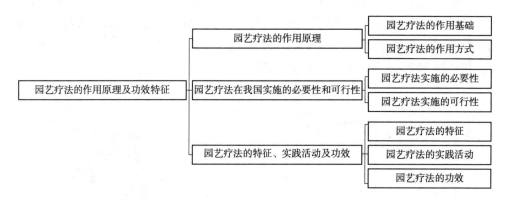

```
                                          ┌─────────────┐
                        ┌─────────────────┤园艺疗法的作用基础│
              ┌─────────────┐              ├─────────────┤
              │园艺疗法的作用原理│──────────────┤园艺疗法的作用方式│
              └─────────────┘              └─────────────┘
                                          ┌──────────────┐
┌──────────────────┐ ┌────────────────────┤园艺疗法实施的必要性│
│园艺疗法的作用原理及功效特征├─┤园艺疗法在我国实施的必要性和可行性│ ├──────────────┤
└──────────────────┘ └────────────────────┤园艺疗法实施的可行性│
                                          └──────────────┘
                                          ┌─────────────┐
                     ┌────────────────────┤ 园艺疗法的特征 │
              │园艺疗法的特征、实践活动及功效│ ├─────────────┤
                     └────────────────────┤园艺疗法的实践活动│
                                          ├─────────────┤
                                          │ 园艺疗法的功效 │
                                          └─────────────┘
```

自主学习资源库

　　https:∥baijiahao.baidu.com∕s？id=1611773772217570648　园艺疗法的作用原理、功效

　　https:∥www.360kuai.com∕pc∕93f20ede216bf3e06？cota=4&tj_url=so_rec&sign=360_57c3bbd1&refer_scene=so_1　园艺疗法的作用

　　https:∥www.toutiao.com∕i6288842139241546242∕"园艺疗法"让都市人远离焦虑(周萌博士)

　　http:∥junan123.com∕16753.html　园艺疗法的功效

　　http:∥www.sohu.com∕a∕163982582_740038　植物景观带来的慰藉——园艺疗法功效

思考与练习

　　1. 简述园艺疗法的作用原理。
　　2. 简述我国发展园艺疗法的必要性及可行性。
　　3. 简述园艺疗法的特征。
　　4. 简述园艺疗法的功效。

单元 3
园艺疗法的实施

学习目标

知识目标

(1)理解园艺疗法的实施要点及实施后效果的评估手段。

(2)掌握园艺疗法程序的设计。

(3)掌握园艺疗法实施过程。

(4)掌握实施园艺疗法的场所类型。

技能目标

(1)会根据对象针对性地设计园艺疗法程序。

(2)会实施园艺疗法并评价总结。

3.1 园艺疗法的实施场所

园艺活动场所的诸条件，包含与患者身体状况相关的日照、气温、湿度与风力等气象条件，会影响园艺活动形式、内容、栽培种类的选定。在园艺疗法的实施过程中，实施场所要满足两个方面的条件：首先需要有适宜的环境条件，如温暖的阳光、潺潺的流水和宽敞的空间，这不仅是植物生长所必需，更是人们对于舒适环境的最简单要求。其次需具备基本的使用功能，如用于栽培的种植区、适宜放松的休息区、用于思考的冥想区等。场所应附有工具保管室、水龙头、浇水管、饮用水装备、休息室、照明、空调等最基本设备。同时，针对不同年龄段、不同身体状况的人群，在同一场所需设置不同的标准。

3.1.1 园艺疗法实施场所应具备的条件

（1）设施条件适宜

除了适宜的空间场所，还应拥有必要的环境设施。园艺疗法的对象是人，治疗"医师"是植物，因而园艺疗法实施场所的环境不仅要满足植物的正常生长需求，还需满足人需要的舒适度。有数据显示，人体最适宜活动的气温为20~28℃，最适宜的空气相对湿度是45%~75%。因而在选择园艺疗法实施场所时，应充分考虑周围的环境气候以安排适宜的活动。

（2）安全性

①移动上的安全　要求地面平坦、渗透性能好，即使下雨后也不容易打滑（石板、砖及瓷砖等雨后易滑）。没有台阶和障碍物，并且根据需要设置扶手。

②活动上的安全　园艺疗法实施场所内建筑物或者种植槽等的配置和栽植十分重要。类似于圆柏这类高绿篱，虽然遮蔽空间，但易形成死角，应该避免。

③植物自身的安全性　有时用于庭园的草花有些为有毒植物，有些为有刺植物（如月季、火棘、柑橘类中的一部分、小檗等）。虽然有些植物自身不会伤人，如柿树、樱花、梅、杏、桦树、枫树类、柳树、板栗、核桃、石榴类等树木，但多产生毒蛾类，当人被这类树上的毒蛾刺到之后，会产生剧烈、难以忍受的疼痛。

④健康上的安全　在园艺疗法实施场所内，有确保能够适应身体状况的休息场所非常重要。比如，可以休息的草坪、提供遮阴的树木及亭子都是有效场所。在实施园艺疗法时，虽然难于营造非常多的遮阴地，但至少应该在直射阳光强烈时确保参与者有可以休息的遮阴地。

（3）植物景观配置合理

为了在参与者（患者）入园后都尽可能得到娱乐、治疗的效果，常常要求花开不绝、能够感觉到季节感的植物配置，在不同季节看到不同植物开花、叶变色等景象。应该营造对不同人群都合适的空间，如营造可以步行、坐、躺的草坪空间。摘除残花、收集落叶、除草等属于管理者的工作内容，如果让参与者亲自参与会更有趣。实际上，在国外的公共绿地中，多把一定的绿地空间租借给一定的团体进行从栽植设计到维护管理的工作。

（4）容易性

园艺疗法实施空间不仅要求其是安全的，而且要求其是易于使用、娱乐的空间。应该考虑到以下 4 点：

①场所位置易达 园艺疗法实施场所是否能被更多的人利用，取决于它的易达性。在公园和办公楼之间建设园艺疗法实施场所，要求易于发现且到达该场所的距离不要太远。但易达性过好且人来人往，往往会影响治疗效果。

②植物特征易于识别 观赏时的注意点在于植物的色彩、大小、形状等。一般园艺疗法实施空间的色彩多以暖色调为主，有必要根据使用者的年龄选择植物色彩。此外，即使是相同种类的植物，因为花朵大小不同，其观赏方法也会有差异。具有花大、色彩单调等特征的植物从远处易于辨别；花朵小、具有彩纹的花卉从近处看易于识别其特征。

③易于使用 在视力不好、运动机能有障碍的人中，有的人手指使用不便，接触植物时会对植物造成危害。因而在植物品种选择的时候，应配置一些即使粗放的管理也不会枯死、不易受伤的花坛用多花类草花、芳香植物等。

④易于作业 为了易于作业，园路曲线、宽度等设计是十分重要的。有轮椅通行时，直线情况下最小宽度为 80cm，左右转弯的园路宽度最小为 150cm 左右。此外，为了便于作业，放置工具、土壤、肥料及花苗等的空间和人们安全活动的空间是必要的。

3.1.2 园艺疗法实施场所的类型

除最理想的园艺疗法专类园、植物园园艺疗法区（角）外，森林、苗圃、休闲观光农业园、市民农园、人工基盘上的各类园林绿地、围合的休憩空间、农田旁的小作坊、有水的空间、建筑物中庭、具休憩娱乐空间的温室、办公室等也可作为园艺活动的适宜场所。

3.1.2.1 园艺疗法专类园

园艺疗法专类园的基本要求是具公园外貌，具备园艺操作活动设施，还要兼具社会福利医疗设施功能，其主要的应用形式有专科医疗类专类园、综合医疗类专类园、其他类专类园。

（1）专科医疗类专类园

根据专科病症患者的不同类型，专科医疗类专类园主要分为精神病患者花园、儿童患者花园、记忆（失忆、痴呆症患者）花园、视力受损患者花园等。

①精神病患者花园　主要用于治疗和改善精神病患者症状的园艺疗法专类园。

②儿童患者花园　作为帮助儿童恢复健康的儿童患者花园具备特殊性。儿童是通过玩耍和对大自然的好奇来与周围世界接触的，儿童与物质环境的接触是非常紧密而直接的，因此，儿童患者花园应注意室外游憩活动的安排（在公园内开设沙滩区、野营区、烧烤区、健身区等功能区）、室外环境特色设计和室内外空间关系等，让儿童在优美的环境中尽情玩耍，从而消除厌倦感和畏惧心理，增强自信心和好奇心（图3-1）。

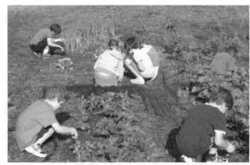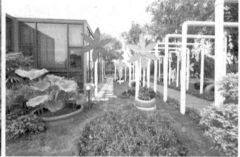

图3-1　儿童患者花园

③记忆花园　记忆花园是一处非常特殊的场所，要求设计既可以令人产生新的记忆，又可以帮助人们恢复失去的记忆。记忆治疗是基于美国景观设计师 Hoover Robert 的设计模型而提出来的，该理论认为早期老年性痴呆症患者的3个阶段（初期、中期和晚期）与正常人成长的3个阶段（晚期、中期、早期）相对应，公园设计要满足不同阶段患者的需要。例如，对于初期患者而言，相当于正常人成长的后期阶段，喜欢独立、冒险和自由，记忆花园应提供活动区，如球场、游乐园、种植池等以供锻炼，或设置铺有细碎鹅卵石、较为陡峭的石路作为"挑战路"，满足他们冒险的欲望，唤起他们对往事的回忆。

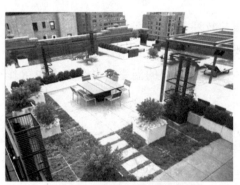

图3-2　视力受损患者花园

④视力受损患者花园　视力受损患者中有很多人对于光线有感觉，或具有部分视力。视力受损患者花园多采用鲜艳的颜色、粗糙的质感、对比强烈的材料等，让患者容易触摸分辨。花园的平面设计多以直线和直角转弯为主，不应使用复杂的曲线和图案，从而方便患者辨认方向（图3-2）。

（2）综合医疗类专类园

综合医疗类专类园针对综合病症患者，包括供急慢性病症患者使用的医疗花园，供残障人士或老年人使用的体验花园及供身心康复的康复花园。疗养花园，具体如下：

①医疗花园（healing gardens）　花园为病人提供各式各样的恢复身体功能的机会，重点强调的是生理、心理和精神3个方面或其中一方面，重视病人整体的健康。

②体验花园（enabling gardens）　花园强调病人（残障人士或老年人）生理上的需求以维持和提高他们的身体状况。通过积极的活动，循序渐进地保持和提高他们的身体状况；强调生命特定的阶段，借助有意义的反思和认知活动来改善精神面貌。

③康复花园（rehabilitative gardens）　花园的设计与患者的治疗方案相结合，目的是达到期望的治疗效果。主要关注身体上的康复，其次才是心理和情感的恢复。如美国俄勒冈州波特兰烧伤中心治疗花园，结合病人的病情，在为病人营造安全舒适的休憩空间的同时，结合保健植物的搭配，对病人的康复有一定的治疗效果（图3-3）。

④疗养花园（restorative gardens）　花园设计的目的是缓解压力，使病人重获动态平衡，关注病人的心理和情感健康，使他们在缓解压力后重新达到身心平衡（图3-4）。

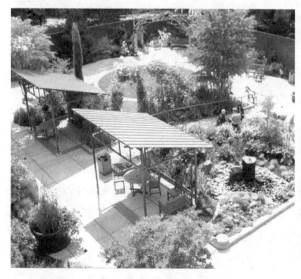

图3-3　康复花园

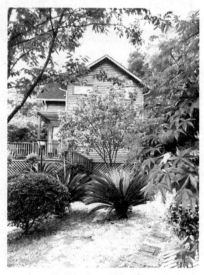

图3-4　疗养花园

（3）其他类专类园

园艺疗法专类园还包括一些其他特殊的类型，如冥想花园、激励花园、感觉花园等。

①冥想花园（meditative gardens）　日本的禅宗式花园、迷宫式花园或复杂的迷宫式步道设计等都属于冥想花园。花园特别的设计在于能使病患个人或群体放松心情，提供集中精神的焦点，静静思考，在思考过程中转向对周围事物的感悟。在该专类园中，精神和心理的恢复较身体状况更为重要（图3-5）。

②激励花园　激励花园的使用者是不分年龄和身体条件的，目的是要减轻人们消极自卑的心态，化解压力，唤起人们对于生活的兴趣，激发人们战胜困难的勇气。

③感觉花园　感觉花园是能够体验人类视觉、触觉、嗅觉、味觉和听觉的花园（图3-6），很多植物园里设计了体现植物气味、色彩和纹理的花园，如布鲁克林植物园中的香草园、美国克利夫兰市植物园内的伊丽莎白和诺娜埃文斯康复花园中的感官区。

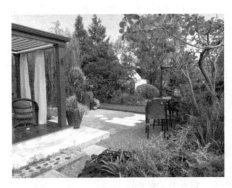
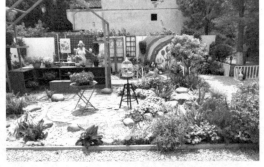

图3-5　冥想式庭园　　　　　　　　　图3-6　感觉花园

3.1.2.2　植物园园艺疗法区（角）

除了应用现有植物园条件作为园艺疗法实施场所外，还可以在植物园内设立园艺疗法区。园艺疗法区是一个光线充足、宽敞开阔、色彩绚丽的区域。在此区域，为了让行动困难的人能"使用"园林，在设计时应注意细节。如植物的选择应具不同高度和不同花期的搭配，使植物景观丰富，让行走的游人和轮椅使用者同样拥有感受花色、花香的机会。此区域内的道路、活动区应都很宽敞，而为健康人群设立盆景墙和狭长的景观小路也是必不可少的设计项目。目前，设立园艺疗法区的植物园中当属美国芝加哥植物园内的园艺疗养园（图3-7）及俄亥俄州克利夫兰市植物园内的伊丽莎白及诺娜·埃文斯康复花园最为著名。因而，植物园园艺疗法区的分区设置可参考其分区方法。

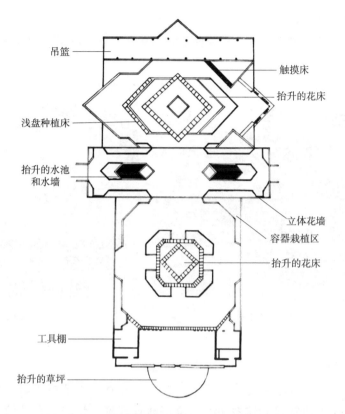

图 3-7　美国芝加哥植物园园艺疗养园的园艺疗法角

图中标注：吊篮、触摸床、抬升的花床、浅盘种植床、抬升的水池和水墙、立体花墙、容器栽植区、抬升的花床、工具棚、抬升的草坪

（1）吊篮

这里吊篮的独特之处在于它们是可以任意升降的，即吊篮的悬挂装置是可伸缩的。当使用者在进行园艺操作或更换吊篮的植物时，不论其身高多少，都可以将吊篮降到使用者最为舒适的高度；当操作完成后，再将吊篮升至适宜的高度供人观赏。这种设计对行动不便的人来说无疑是便利的，他们无须冒着爬高的风险就可以享受布置一个漂亮吊篮的乐趣。

（2）触摸床

在一个抬升的花卉种植床内均匀分布着一些金属栅格，每个栅格内种植着一些不同的植物（图 3-8）。具有视力障碍的人可以顺着栅格的引导去触摸其中的植物。这些植物具有不同的质感，如银叶鼠尾草具有银灰色、柔软、绒质的叶片，蘆草细长的针状叶具有细腻的质感，玉簪的叶片宽大光滑、革质并有明显的叶脉……这些不同的特质可以刺激人的触觉器官和加强人的触觉功能。同时，有些植物还具有独特的气味，如薰衣草的淡雅、薄荷的清凉等，能够刺激人的嗅觉。在这里，人们可以感知到植物的多样性，而且芳香的气味令人身心得到放松。

（3）浅盘种植床

这种浅盘式的种植床被设计成3种不同的高度，可以满足不同身体状况的人参与园艺活动。浅盘的下部是空的，为乘坐轮椅的人提供了一处空间，令他们在进行园艺操作时更加舒适和便利，使"轮椅园艺"成为可能（图3-9）。

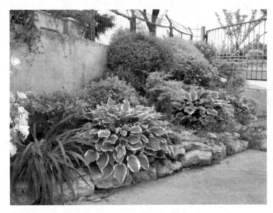
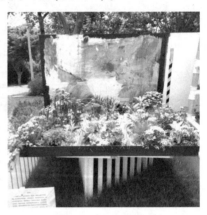

图 3-8　植物种植触摸床　　　　　　图 3-9　浅盘种植床

（4）抬升的花床

这种花卉种植床的高度比普通的花池要高，有2种高度，分别为60cm和90cm。这些抬升的花床主要是为老年人、腰背不好者及关节炎患者准备的，他们可以在轮椅上轻松地触摸到这些植物，清楚地看到植物铭牌；在种植花草时可以避免弯腰的麻烦和痛苦，令他们参与园艺活动、亲近自然的愿望得以实现，享受和普通人一样的生活（图3-10）。

（5）抬升的水池和水墙

考虑到人的亲水性，设计师将水池抬升到一定的高度，令人可以更加方便地观察和触摸多种水生植物，也可以将手放入干净、缓慢流动的水中，以感受水的柔和与动感（图3-11）。水墙是以一面墙作为背景，水像瀑布一样从墙的上端流入下方的水池，潺潺的流水声可以刺激人的听觉器官，让人感受到自然气息，起到净化心灵、陶冶情操的效果。

（6）立体花墙

将草本花卉种植在立体的花墙上，中间用木栅进行分隔和固定。立体的形式利于人们从不同的角度观察并触摸植物。此外，在植物的选择上也颇有讲究：天竺葵具有亮丽的花朵，叶片宽阔粗糙并具有芳香；苋菜叶片紫红，细长而有韧性；凤仙花具有鲜艳的色彩且观赏期长；花叶薄荷叶片柔软并散发出清新的味道……因而这面花墙不仅形成了一道亮丽的风景，还可以有效刺激人们的视觉、触觉和嗅觉等多种感官，使人全方位地感受细节所带来的趣味（图3-12）。

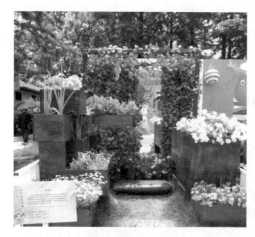

图 3-10　抬升的花床

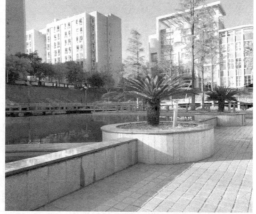

图 3-11　抬升的水池

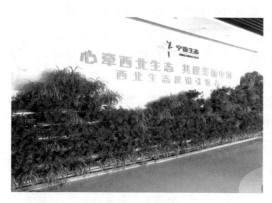

图 3-12　立体花墙

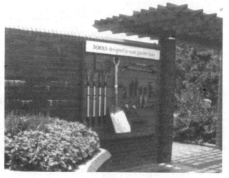

图 3-13　工具棚

（7）工具棚

在这座小小的工具棚内展示了各种园艺操作工具，并有志愿者向游人讲解每种工具的用途和使用方法，其中包括一些为特殊人群设计的工具，如短柄铁锹、左手修枝剪等，指导参与园艺活动的人如何通过使用便利的工具令园艺活动变得更加轻松（图 3-13）。

（8）容器栽植区

设置一块区域进行容器栽植示范。在大小不一、形状各异的容器内可以栽植花卉、草药、蔬菜甚至灌木和小乔木，容器和植物的和谐配置构成了精美的画面。容器栽植与种植床栽植相比，具有更加灵活多样、容易更换的特点。每个容器的种植量较小，对年老体弱者来说完成起来并不费劲，容易获得成就感（图 3-14）。

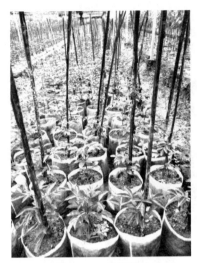

图3-14 容器种植区

（9）抬升的草坪

为一块普通的草坪，但是建在约45cm高的台子上，使腿脚不方便、身体不灵活的人在没有别人协助的情况下可以轻松地从轮椅上移动到草坪上，或者从草坪移动到轮椅上，享受到坐在草坪上的乐趣。

在园区还可定期举办科普活动，并设园艺疗法课程，向民众普及园艺疗法知识，教授人们如何应用园艺疗养园。

植物园中的园艺疗法角不仅为人们呈现出了丰富而优美的景观，同时还能够引导人们利用全身的感官去认知植物，通过感受细节体会其中的乐趣；参与者通过园艺活动，锻炼了肌体、舒缓了心情，并且产生满足感和成就感。其充分利用了植物和园艺对人的积极作用，独具匠心的设计可令许多特殊人群参与园艺活动、亲近自然的愿望得以实现，显示了设计师及整个社会对特殊人群的关注和尊重。

其次，该区域的设计目的是让所有人能够享受园林的乐趣，并没有刻意强调是为残疾人或特殊人群服务，因为设计者知道如果将健康人与残疾人和特殊人群的活动区域划分得过于明显，反而会令人不舒服甚至产生反感。另外，虽然这些措施是为了方便特殊人群使用的，但是并未给人以"特殊设施"的突兀感，正常人一样可以享用。

3.1.2.3 其他园艺疗法实施场所

（1）森林

森林是以木本植物为主体的生物群落，具有丰富的物种、复杂的结构、多种多样的功能。绿色的环境能在一定程度上减少人体肾上腺素的分泌，降低人体交感神经的兴奋性，不仅能使人平静、舒服，而且还使人体的皮肤温度降低1~2℃，脉搏每分钟减少4~8次，能增强听觉和思维活动的灵敏性。据调查，在干燥无林处，每立方米空气中含有400万个病菌，而在林荫道处只含60万个。

森林中有动物啼叫声、潺潺流水声、吹过树梢的风声等，早春和初秋飘浮着花朵或果实的芳香，可触摸树叶、树皮、果实等，属于一种自然状态的触觉花园。但若要进行园艺疗法并达到效果，则必须对森林景观进行规划，对设施、设备进行改良和完善（图3-15）。

（2）苗圃

园艺疗法对环境的要求比较高，嘈杂的环境所具有的疗养效果可谓是大打折扣，而苗圃大多位于远离市区的平原当中，整个苗圃视野开阔，植被的覆盖率也很高，人流不会太大，这就为园艺疗法创造了非常适宜的环境，很适合进行静谧疗养。在比较发达的城市，苗圃数量充足，无论从占地还是分布来看，苗圃实行园艺疗法都非常有发展潜力。而苗圃与苗圃之间若能通过园艺疗法形成一种网络，达到针对不同情况选择不同苗圃的疗养方法，便更有可实施性（图 3-16）。

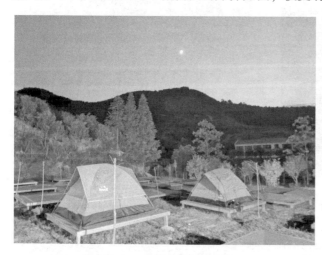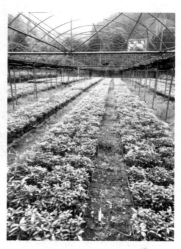

图 3-15　在森林中实施园艺疗法　　　　　　　　　图 3-16　苗圃

要使园艺疗法能够在苗圃这样重视生产的地方扎根，需要对苗圃整体的资源情况了如指掌，围绕治疗方案和需要满足的治疗功能进行合理布局，划分专门的疗养体验区域。疗养体验区只是整个苗圃中的一部分，整个苗圃不需要太大的变动，保证原有的劳动力、土地和资源。

（3）休闲观光农业园

伴随我国城市化建设的不断推进，人们的生活压力越来越大，健康状况越来越不容乐观，人们对于回归自然的渴求日益强烈。休闲观光农业园中具有优美的农业景观、优越的生态环境和舒缓的乡村生活氛围基调，是人们放松心情、缓解压力的良好场所。基于园艺疗法的休闲观光农业园不仅通过功能区划分、景观设计等彰显园艺疗法的理念，而且结合专业的园艺疗法师制订一系列园艺课程，使康复服务与景观设计紧密地融合在一起，为游客提供休闲度假和健康养生的双重服务，有助于人们恢复身体和心理健康（图 3-17）。

（4）市民农园

欧美、日本等国家大力推广市民农园，即市民在郊区租赁或购买一块土地，在此种花、种菜，节假日全家人驱车前往，参与播种、移植、除草、施肥、浇水、收获、品尝等。参加的对象以城镇市民为主，是面向全社会各类人群的活动方式（图3-18）。

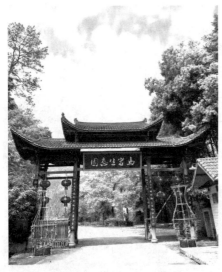

图3-17　休闲农业观光园

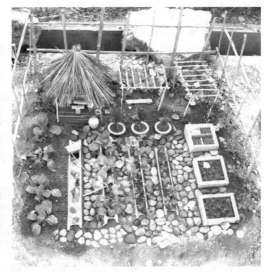

图3-18　市民农园

（5）人工基盘上的各类园林绿地

人工基盘上的园林绿地包括屋顶绿化带（花园）、墙面绿化带、阳台绿化、道路绿化、居住区绿地、公园、单位绿地等。该类绿地的主要功能在于进行生态环境的改善及景观的绿化美化。随着园艺疗法的推广，其摒弃了原有的传统概念，有了新定位，在满足休闲、玩赏需求的基础之上增添了独特性、人性化及富有设计感的理念。根据各类人群的需求进行区域的划分，从人的感官入手，科学地进行植物配置，拉近人与环境之间的距离。根据植物的功能来营造具有祛病、强身健体效果的空间，如薰衣草用于花坛设计，其香气具有提神醒脑、使人舒适的作用，百里香、迷迭香等气味具有杀菌消毒的作用。此外，在公园中增添园艺活动场所，市民身处户外，动手栽种植物，享受种植的乐趣，促进人与人之间的交流，培养自信心。

（6）围合的休憩空间

在庭园及周围土地的交界处或入口处用植物围合起来，将庭园内外空间分割开来，产生一个围合的空间。

（7）农田旁的小作坊

可以在农田旁找一处僻静、空气清新的地方建造一间具有厨房功能的园艺厨房。里面设有清洗蔬菜和餐具的水槽、可供烹调的厨具，厨房外另设一处用餐及休息的场所(图3-19)。

（8）有水的空间

根据亲自然理论及人类天生具有亲水性，让小河流水漫过自己的脚下，或站在水边看流水、听水声，疲惫的身心便会得到放松。有水的空间能带给人不可思议的安静感。因而，园艺疗法的开展中，尽量选择靠近水体的位置，或通过小溪、泉水、喷泉、池塘等各种形式的结合使用将有水空间引进园艺疗法中。

（9）建筑物中庭

中庭是指一块开阔的空间，是四周由建筑物围绕而成的空地。中庭可能是广场、花园、球场或四合院中间的空地。中庭在建筑中很常见，因为中庭能赋予空间和明亮的感觉。一般来讲，该类中庭空间上都有天窗，对于采光等可以自由进行调节。其中有的有庭园绿化，有的没有，有庭园绿化的中庭是进行园艺疗法的理想场所(图3-20)。

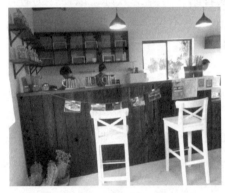 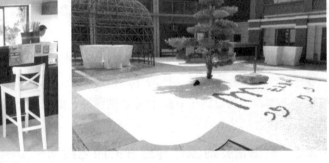

图3-19　农场香草茶加工制作　　　　　图3-20　建筑物中庭

（10）具休憩娱乐空间的温室

温室不仅是进行植物培育的最好环境，而且也是理想的园艺疗法实施环境。温室有玻璃墙壁和屋顶形成半开放空间，有郁郁葱葱的绿色植物，空气湿润，飘浮着植物特有的芳香气味，有温暖的阳光透射进来，近似于自然之中的环境，让人感到舒适和安心。如果了解园艺植物的栽培和养护管理方法，一般的植物均可以在温室内进行栽培实践。在温室内，可以以最适宜的条件进行植物的管理养护。有的植物可以栽植在温室地面，有些植物可以栽植在温室内的容器内。

（11）办公室

办公室为大多数的城市工作者长时间度过的空间。在该类空间中，多会在身心方面产生源于工作上的压力。在该类空间摆放绿色植物可以起到缓解压力、调节身心状况的作用。

3.2　园艺疗法的实施准备

3.2.1　选择指导团队

园艺疗法使用的是有生命的植物，需要具有专业知识和技术的人来指导。

（1）园艺疗法师

园艺疗法最关键的是，接受这种疗法的人不是自发、自主地进行园艺活动，而是必须在园艺疗法师的指导下进行活动。园艺疗法师是"医生"，需要做出诊断，针对不同患者选用不同植物和园艺操作活动，并在治疗结束后做出评价。

（2）专业人员

园艺活动中没有合适人选或者工作人员被调离的情况下，为了不使园艺疗法程序中断，可以考虑雇佣园艺公司工作人员或者园艺专业的教师，以便作为程序设计及实施的指导者或者助手。要求相关工作人员不仅具有园艺、造园的知识，而且还应该具有促进园艺疗法实施的发展能力。

（3）志愿者

志愿者可以成为耕作、种植、小型设备建设与设置等重体力劳动的帮手；在实施程序时，可以起到精神支柱的作用；为园艺疗法师提出好的建议和意见；为资材、植物、土壤等设备设施工具的准备提供帮助；如果志愿者是园艺专业的则更好，可以提供专业领域的指导。

3.2.2　根据治疗对象选择适宜的园艺活动

以治疗为目的的园艺疗法，个人的实施程序会受全体程序、实施时期、参与者类型、设施状况等的影响。为了使每个人的园艺活动更接近园艺疗法程序目标、发挥最佳的效果，在实施前有必要对治疗对象进行全面的调查了解，与实施团队进行商讨，为每位治疗对象制订周密的计划。

（1）明确园艺疗法实施的目的

开展园艺疗法的目的多种多样：有的以身体康复、精神病治疗等为主，其属于康复范畴；有的以进行职业训练提高就业能力为主，其属于园艺教育范畴，有的以高龄者、残疾人、亚健康患者的身心状态调整达到疾病或伤残康复为目的，其属于辅助医疗范畴；有的以健康人群放松身心、释放精神压力、缓和家庭矛盾，提高生活福祉为目的，其属于福祉范畴；有的以参与者与园艺疗法实施团队工作人员的交流、加深理解以提高社会价值，适应社会为目的。但一般开展的园艺疗法多以治疗调养为主要目的。

（2）园艺植物种类的选择

园艺植物种类数量众多，原则上没有绝对不能使用的植物。最好能够利用各种植物的特性，展开各种有趣的活动。在进行园艺疗法时，治疗对象对治疗期限、身心要达到的目标都有要求，因此，必须正确选择植物。

①选择容易培育的植物　容易培育指的是抗性强（耐病、耐虫、耐热、耐寒、耐旱等）及生长势较强。选择容易培育的植物，治疗对象才会在植物的成长、开花、结果过程中增加对植物的关心度，并感受到成就感，产生自信心，同时有挑战的欲望。

②根据气候和季节选择植物　若植物的选择不符合当地气候及季节则较难栽培。根据植物的生长习性及当下的季节选择适宜的植物栽培，容易成活、生长好。同时根据植物的搭配，可令在自然环境下进行园艺疗法作业的人感觉到身边的季节变化。

③选择方便使用的材料　就材料本身来说，球根比种子方便，分株比播种更容易操作。但是，对于治疗对象而言，种子发芽比扦插和幼苗成活带来的惊喜更大，也更有趣，这就要求园艺疗法师在制订计划的时候选择较大的种子或易发芽的种子，或者将小种子采用一定的方式让其变大，或者掺入沙子等方式简化播种的难度。

④使用生长快、变化显著的植物　多数人会被植物的颜色、形状、大小及发芽、生长、开花、结果等变化所吸引，从而产生兴趣。总的来说，最好选择能够明显看到其生长的植物，即发芽、生长、开花、结果在短时间内发生的植物。当然，能够收获并品尝的植物，或者能够摘下来观赏、做成手工艺品的植物，更能引起人们的兴趣，加深印象。

⑤选择珍贵的或可以食用的植物　与常见植物相比，难以见到的珍稀植物更容易引起治疗对象的兴趣。例如，兰花种类繁多，很多人都喜欢；栽培过山药的人很少，因此有很多人对栽培山药感兴趣；普通的蔬菜虽然不珍贵，但可以体验收获的喜悦，如果自己再做成菜肴品尝，则会进一步增加兴趣。

⑥选择熟悉的植物　对于治疗对象，尤其是以老年人为治疗对象时，栽培其曾经种植过、品尝过、见过的植物等，可以唤起过去的记忆，有助于提高操作兴趣。例如，一位得了近似失语症的老年人，在看到花、蔬菜，闻到其香味后，竟突然说"我曾经和丈夫栽培过这个植物"，之后其状态便朝着良好的方向发展（Gilman，1992）。

⑦选择有香味的植物或者花朵较大、颜色鲜艳的植物　完全没有视力的人通过嗅觉和触觉可以感知植物、确认形状。而视力弱的人能够感知大的物体或颜色较深、

形状清晰的物体。因此，最好选择有香味、叶子和花朵等的形状有特点、花形较大、颜色较重的植物。

⑧避免采用可能引起过敏的植物　植物中含有过敏的抗原，能够引起过敏，称为植物性过敏素。植物过敏素包括食用后引起过敏的过敏素（食饵性过敏素）、吸入后引起过敏的过敏素（吸入性过敏素）、接触汁液等引起过敏的过敏素（接触性过敏素）等。饵食性过敏素和接触性过敏素大多数只要稍加注意便可避免，因此在园艺实践时需要留意。花粉等吸入性过敏素多数情况下不可避免，但从减少过敏素量的角度考虑，应避免在园艺疗法实施过程中使用。

（3）园艺活动形式的选择

①园艺疗法活动形式的分类　园艺疗法活动大致可分为室内和室外两种形式。

室内园艺活动包括室内植物栽种、手工艺品设计制作（压花作品制作、植物标本制作、花环制作）、插花艺术、花卉保色脱水、组合盆栽制作、微景观制作等，也可参与调味料等园艺产品的加工生产及烹调制作等。

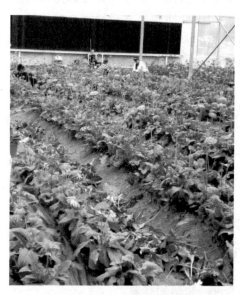

室外环境较适宜栽种植物。大部分的植物在室外环境下均能生长旺盛、成活率高、开花结果。室外的园艺活动包括播种、扦插、嫁接、压条、分株、整形、修剪、浇水、施肥、整地、松土、除草、移植、换盆、鲜切花采收、花坛设计施工等（图3-21）。

②园艺活动形式的选择依据

A. 根据参与者的知识与兴趣进行选择。在制订项目内容时，利用调查表对参加者的园艺兴趣做基础的调查，在可能的范围内尽量按照个人的知识与兴趣开展活动，有利于项目程序的顺利进行。

图3-21　非洲菊鲜切花基地

B. 根据病人的体力进行选择。园艺活动的类型有重体力劳动类和轻体力劳动类。室外的整地、施肥、移植、整形修剪、除草等活动，其强度相当于打乒乓球、排球及玩滑板等运动的活动强度。相关研究发现，45min的庭园栽植工作与30min的有氧舞蹈所消耗的能量是一样的，草坪修剪和打网球消耗同样的热量。

C. 根据个人的治疗需要、环境、经济条件等选择。园艺活动的内容和形式不能绝对性地按照治疗对象的需求及病情来进行选择。即使是相同病情的人员，因爱好、经济条件等的不同，其适宜的园艺活动内容形式也要进行适当的调整。

3.2.3　根据园艺活动的内容形式准备器具和材料

通常的康复训练是到设备、工具等都固定安装好的场所接受训练，而园艺疗法需要根据不同的时间、不同的对象、不同的活动内容进行工具和材料的准备。在园艺活动结束后，必须对培养土、桌面、场地等进行清理打扫，还要将使用的园艺工具放回原处。目前，尚没有园艺疗法专用的工具材料，最好根据每个参与者的特性，对普通的园艺工具或身边的物品进行改良以适应各类不同的人群。

（1）一般园艺活动所需工具（图3-22）

①土壤管理工具　锄头、铁锹、花铲、耙子、筛子等。

②修剪工具　修枝剪、绿篱剪、高枝剪等。

③灌溉工具　喷壶、浇水管等。

④植保工具　喷雾器（用于病虫害防治）。

⑤草坪管理工具　割草机、打草机、草坪打孔机等。

⑥其他工具　小推车、手锯、嫁接刀及劳保用品等。

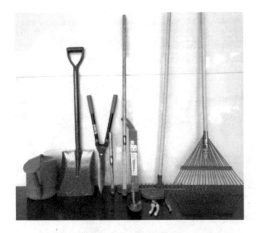

图3-22　园艺工具

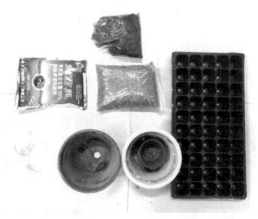

图3-23　园艺器具材料

（2）具体园艺活动所需资材（图3-23）

①育苗资材　盆器（塑料育苗软盆、穴盘）、土壤、基质（泥炭、珍珠岩、蛭石、河沙等）、肥料（有机肥、无机肥）、扦插用的生根剂。

②插花用器具材料　花剪、花插（剑山）、花泥（干、湿）、金线、绿铁丝、绿胶带、塑料胶带、珠针、喷水壶、小扫帚、花器、缎带等。

③压花用器具材料　微波压花板、微波炉、普通压花板、真空泵、镊子、胶水、乳胶、各种衬底如卡纸、牙签、剪刀、美工刀、水彩笔、镜框、不干胶薄膜、

冷裱膜、锡纸、密封条、干燥剂、吸氧包等。

④微景观设计制作器具材料　生态瓶、小勺、镊子(弯头)、水壶、苔藓、水苔、营养土、陶粒、彩沙、轻石、各类小装饰品(小动物、小石块、小蘑菇、小灯笼、小鞭炮、树枝、松果等)。

⑤组合盆栽器具材料　栽培器皿(紫砂盆、瓷盆、玻璃盆器、纤维盆、木质器皿、藤质器皿、工艺造型盆及卡通盆等)、装饰品(小动物、小石块、小蘑菇、小灯笼、小鞭炮、树枝、松果等)、栽培基质(泥炭、蛭石、珍珠岩、河沙、水苔、树皮、陶粒、彩石、石米等)、花铲。

(3)改良工具(图 3-24)

①对于有腰部伤病不便进行弯腰操作的，或由于上肢活动受限，无法到达操作地点的，可通过调节工具操纵柄帮助治疗对象进行操作，如抬高种植床。

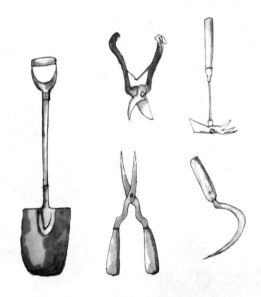

图 3-24　改良后的园艺工具

②在定植铲上加固"C"形夹，便于能屈腕而分指困难者进行种植操作。

③对于手功能不佳的，将操作工具的把手改装成"T"形加粗，或在把手上裹层橡胶。

④将工具的手柄设计成明快的颜色，帮助视觉障碍的病人进行操作。

⑤将具不同功能的工具组合在一起，如一头是小锄头，另一头是小钉耙，减去参加者频繁更换工具的麻烦。

⑥对于儿童，使用的工具应光滑、无尖锐部分，以免伤害自己及他人。

⑦提供简单、方便的座椅、坐垫或跪垫，帮助下蹲困难的治疗对象进行活动。

3.3 园艺疗法的实施过程

3.3.1 病例制作

在进行以治疗为目的的园艺疗法程序时，要正确把握各位参加者（患者）的身体、精神状况及需求，明确治疗目的，根据障碍程度、身心状况等设计园艺活动的量。根据表 3-1 进行病例的填写。

表 3-1 病例

姓名：		
住院（ ） 外来（ ）	主治医生：	
病症诊断：	症状：	
介绍人：	理由：	
开始日期：		
出生年月：	年龄：	发病时间：
背景：		
性别：男（ ） 女（ ）	婚姻状况：已婚（ ） 未婚（ ）	子女：
身体活动状况：步行（ ） 拐杖（ ） 步行器（ ） 轮椅（ ） 单手扶握（ ） 护理必要（ ）		
身体活动状况验证：相关部位（ ） 上肢（ ） 下肢（ ）		
身体其他方面障碍情况：发声障碍（ ） 语言障碍（ ） 知觉障碍（ ） 视觉障碍（ ） 失语症（ ） 身体无知觉（ ）		
日常生活：依靠（ ） 自立（ ）	注意力：集中（ ） 散漫（ ）	协调性：好（ ） 差（ ） 一般（ ）
心理状况评估：沉着冷静（ ） 冲动（ ） 不安（ ） 自卑（ ） 自控力差（ ） 孤僻（ ） 自信（ ） 其他（ ）		
集中力持续性：5min（ ） 10min（ ） 20min（ ） 30min（ ）45min （ ） 60min（ ） 90min（ ） 其他（ ）		
场所的适应性：室内（ ） 室外（ ） 其他（ ）		
活动时间适应性：长期（ ） 中期（ ） 短期（ ）		
治疗目标：		
程序设计：		
参加的园艺活动类型：		
病例制作者：	指导团队：	

（改编自李树华，2011）

3.3.2 实施程序设计

(1)针对不同年龄及症状的园艺疗法程序设计要点

每个参加者都有自己的个性，即使是具有相同症状的参加者(患者)，个人的需求也不尽相同。应该在考虑个人差别的基础上，尽可能设计、制订能够对应各参加者个性的园艺疗法程序以达到最佳治疗效果。

①3~6岁儿童　事先制订好整个实施计划，如准备必要的工具、材料—集中—活动讲解说明—活动实施过程—工具收拾整理—结束后的交流讨论；讲解介绍时间要短，约15min；活动过程语言尽量幽默，不要太严肃，最好穿插游戏、音乐等环节；实施结果为其次，首要关注实施过程；对已经说明的内容根据需要可再次说明，并随时回答儿童提出的问题；工作量不要太大，适度即可；工作内容不要太多太杂，简单易操作即可；预留一定的时间让儿童自由发挥，获得自己对于当下所做事情的感悟。

②7~12岁少儿　在开展活动之前进行调研，了解儿童的兴趣所在，据此选择针对性的园艺活动；活动内容应考虑讲解与交流相结合(如庭园、农场、苗圃的栽植活动，园艺植物的参观讲解)，分组协作完成任务内容；作业区域保证人均90cm×90cm；栽种大型蔬菜时，设立共同种植空间，可安排分组协作完成；分发记录卡，定期记录植物的生长过程；活动内容可适当丰富，如庭园建设、播种、栽植、管理、收获、料理制作、堆肥、压花等；若有成果，最好令其将成果赠送给家人、老师、朋友；可利用作品比赛的方式提高活动过程的活跃度；活动过程中的讲解不仅停留在表面的事物，最好能较深入地剖析原理或进行内容含义的延伸，如水、蚯蚓、蜜蜂、蝴蝶、杀虫剂对鸟的影响，花盆的循环利用，以及酸性雨水对庭园的影响等。

③残疾人　环境空间要利于操作，如对于只能够用一只手作业的情况，作业台上的花盆应该固定不动；园艺活动节奏要缓慢，不可选择对时间性要求高的园艺活动；根据情况选择是否使用改良的园艺工具，如用勺子代替移植花铲、剪取插穗时用塑料刀具、修剪时用轻量剪刀等；一次只进行一项作业，尽量能一个人独立完成作业；最好选择一次可以完成的作业；多次安排同一作业，以便熟练掌握作业技巧。

④智力障碍者　为了引起兴趣，活动的讲解利用照片或视频进行；在进行实际操作之前进行示范操作；把整个作业分成阶段性作业，对每个阶段性作业进行评价，每个人可以选择2~3个阶段性作业；尽量让每个人独立完成作业内容，特殊情况下可多人合作完成；为了达到即使不进行说明也可以独立完成的熟练程度，对于同一作业内容可以在一周内数次反复进行；若实施的场地在住宿场地内，则

园艺疗法活动可作为日常生活的一部分，同时将各类活动有机结合，如采用厨房垃圾进行堆肥制作，给植物浇水、施肥、除草，以及对住宿处进行花艺装饰等；有效利用能刺激感觉器官的要素。在设计程序时，除了参加者之外，还引起其亲人、朋友对园艺疗法的关注并一起参与。安排患者制作可以作为礼物的园艺产品赠送给关系亲近的人。

⑤老年性痴呆症者或者健忘症者　活动内容增加某些可以引起回忆过去发生事情的活动，如利用照片、绘画、压花等，将与患者平时生活相关的事物联系起来，诱导其回想起过去的事情；尽量选择利用能够刺激嗅觉、味觉、触觉、听觉、视觉等的植物种类；除特殊患者外，应每日增加外出活动的机会；使用生长快、成活率高的植物种类；为了不弯腰也可以进行作业，考虑在庭园中设置抬升的花床和高台组合盆栽等；在温暖、日照条件好的场所设置植物鉴赏的内容；选择可以单纯进行重复作业的内容；不使用具有毒性的植物。

⑥感情上有障碍者(服刑人员和精神病患者等)　尽量避免选择具夸张性表现的活动，内容讲解实际、诚恳、不浮夸；因为智力水平相差较大，即使是相同的作业，特别是设计制作、套盆、压花卡片制作等创作活动，也要进行操作方法的实际表演，以供各自根据自身特点进行选择；根据活动对象选择是对全部内容进行示范表演，还是对各作业阶段进行依次表演；在进行活动之前，为了引起参与者的兴趣，提供相关的话题进行交流；对于在智力方面需要刺激的参与者，准备照片、杂志、故事书等；选择的园艺活动应能引起参与者的共鸣及兴趣。

(2)园艺疗法实施程序设计实例

①一次性园艺疗法程序设计实例

活动主题：西方对称式花型设计制作(扇形)。

活动目标：参与者会选择花器、准备花泥、选择合适的花材插作扇形的花艺作品，并提出存在的问题及意见建议。

活动时间：普通人 40min，弱势者 60min。

器具材料：花器、鲜花花材(主花、衬花、衬叶)、打刺钳、绿铁丝、剪刀、绿胶带、老虎钳、美工刀及花泥等。

操作步骤：处理花泥；确定第一主枝高度，再确定花型的宽度枝和厚度枝；插骨架花；插主体花；插焦点花；适当地插衬花、衬叶；参与者发表心得体会并提改进意见建议；园艺疗法师填写活动记录表(表3-2)。

②中期性(季节性)园艺疗法程序设计实例　以秋季园艺疗法课程为例说明中期性(季节性)园艺疗法程序设计方案(表3-3)。

表3-2　一次性园艺活动记录

姓名：　　　　　　年龄：　　　　　　　　　性别：男（　）　女（　）

生理情况：

精神状况：

活动内容	训练内容	活动执行情况（请在相应选项后打"√"）
西方对称式花型设计制作（扇形）	选择花器、花材	①可独立完成（　）；②可完成75%（　）；③50%可完成（　）；④完成率50%以下（　）；⑤完全无法完成（　）
	处理花泥	①可独立完成（　）；②可完成75%（　）；③50%可完成（　）；④完成率50%以下（　）；⑤完全无法完成（　）
	确定第一主枝高度，再确定花型的宽度枝和厚度枝	①可独立完成（　）；②可完成75%（　）；③50%可完成（　）；④完成率50%以下（　）；⑤完全无法完成（　）
	插骨架花、主体花、焦点花	①可独立完成（　）；②可完成75%（　）；③50%可完成（　）；④完成率50%以下（　）；⑤完全无法完成（　）
	参与者发表心得体会并提改进意见及建议	①可独立完成（　）；②可完成75%（　）；③50%可完成（　）；④完成率50%以下（　）；⑤完全无法完成（　）

（改编自李树华，2011）

表3-3　中期性（季节性）园艺疗法程序设计方案

时　间	方案内容	内容概述
第1周	东方式传统插花	利用花器、枝剪、插花材料（花材、花泥）等器具及材料进行东方传统花艺的设计和插作
第2周	植物整形修剪	利用长柄修枝剪、大平剪等工具对影响自然树形的枝条、交叉枝条、病虫害枝条及枯枝进行疏剪
第3周	植物扦插繁殖	选合适的扦插植物母株，用枝剪植物枝条为插穗材料，蘸生根液8~10s后，插入基质中
第4周	植物叶片拓印	利用彩色铅笔、画纸，将各种树叶拓印到画纸上，制成拓印叶片的书签
第5周	组合盆栽制作	利用小铲子三件、料铲、筒铲、小剪刀、镊子等各类器具，根据各自创意将各种植物组合栽植于一个容器中
第6周	压花设计制作	经过巧妙构思，利用空白书签，将经脱水、保色、压制和干燥处理而成的平面花材制作成精美的书签
第7周	植物嫁接	利用修枝剪、嫁接刀、吊牌、嫁接锡片把一种植物的枝，嫁接到另一种植物的茎上，使接在一起的两个部分长成一个完整的植株
第8周	植物香囊制作	利用有花香的花瓣、布、剪刀、针、线等，依据各自创意设计制作植物香囊

③长期性园艺疗法程序设计实例　以半年期(从春季到夏季为止)的园艺疗法课程为例说明长期性园艺疗法程序设计方案(表3-4)。

表3-4　长期性园艺疗法程序设计方案

时　间	方案内容	内容概述
第1周	植物种子穴盘播种	利用有机肥、培养土、小锄头、喷水壶、塑料标签牌等器具及材料将种子播种于穴盘中
第2周	植物种子露地播种	利用有机肥、锄头、耙子、铁锹、喷水壶、无纺布、塑料薄膜等器具及材料将种子撒播于露地
第3周	园林植物嫁接	利用修枝剪、嫁接刀、吊牌、嫁接锡片把一种植物的枝,嫁接到另一种植物的茎上,使接在一起的两个部分长成一个完整的植株
第4周	园林植物的常规修剪	利用长柄修枝剪、大平剪等工具对影响自然树形的枝条、交叉枝条、病虫害枝条及枯枝进行疏剪
第5周	植物扦插繁殖育苗(容器扦插)	选合适的扦插植物母株,用枝剪植物枝条作为插穗材料,蘸生根液8~10s后,插入装有基质的容器中
第6周	一米花园设计	利用绘图纸和笔,对空地上用木框框出的一个1m×1m区域进行植物配置的方案设计
第7周	一米花园施工	利用各类栽植器具,将设计出的一米花园方案中的植物栽植于对应区域内
第8周	组合盆栽设计制作	利用小铲子三件、料铲、筒铲、小剪刀、镊子等各类器具,根据各自创意将各种植物组合栽植于一个容器中
第9周	西方式插花设计制作	利用花器、枝剪、插花材料(花材、花泥)等器具及材料进行东方传统花艺的设计和插作
第10周	东方传统插花设计制作	利用花器、枝剪、插花材料(花材、花泥)等器具及材料进行东方传统花艺的设计和插作
第11周	植物压条育苗	利用修枝剪在植物的枝蔓上环剥切口,将其埋压于事先用锄头挖好的坑,待枝蔓生根后再割离,成为独立的新植株
第12周	压花设计制作	经过巧妙构思,利用空白书签,将经脱水、保色、压制和干燥处理而成的平面花材制作成精美的书签
第13周	植物标本制作	利用标本夹、吸水纸(报纸)将采集来的植物叶片展平放在吸水纸之间,夹好进行干燥保存
第14周	苔藓微景观设计制作	设计后利用小勺、镊子(弯头)、剪刀将蕨类等植物栽植于生态瓶内(铺有苔藓、水苔的种植营养土),并装饰沙及各类小摆件
第15周	现代花艺制作	利用花器、枝剪、插花材料(花材、花泥)等器具及材料进行东方传统花艺的设计和插作
第16周	山水盆景设计制作	利用锉、钢丝刷、锤子、凿子等器具在英德石上根据构思的主题人工雕琢成假山,并配植、点缀植物及配饰
第17周	花草纸制作	利用水盆、手纸、造纸胶、干花(树叶、花瓣)、香水等根据自己的创意设计制作花草纸
第18周	植物叶片拓印	利用彩色铅笔、画纸,将各种树叶拓印到画纸上,制成拓印叶片的书签
第19周	植物香囊制作	利用有花香的花瓣、布、剪刀、针、线等,依据各自创意设计制作植物香囊
第20周	园艺果品的采收、加工	利用各类采收工具对栽植的果树进行果品的采收及加工

3.3.3　实施要点

了解植物的生长特性，就可以实施园艺疗法。但其作用功效却因实施过程中使用的方法及人与人之间所建立的关系不同而异。因而，园艺疗法实施应注意以下几个方面。

（1）人员、场地及材料的确定

①治疗对象　接受园艺疗法治疗的对象不需要具备专业的园艺知识，相反，越是不懂得专业的园艺知识，治疗效果越好。正因为这样，当他们通过自己的双手漫不经心播下种子而发芽后，才会异常激动，进而对植物培育产生兴趣。无论参与者身体状况好坏，只要努力都可实现。如四肢麻痹的人可以使用嘴巴；重度痴呆的人只要翻弄眼前的泥土就是很好的疗法；对于完全不能活动的瘫痪患者，可以在其床上放面大镜子，每天跟他讨论在床的周围摆放什么植物，让他看到刚刚浇过水的叶片上残留的水滴所反射的阳光，使他的目光能够追随水滴从叶片上滴下；对于手或脚因麻痹而不能活动的单侧麻痹患者，根据个人的身体情况调整所使用工具的大小、长度、重量、高度等，使所有的事情都能用单手完成，让病人站在花坛里或坐在轮椅上种花。

②园艺疗法指导团队及场地、材料　在进行园艺疗法前，园艺疗法师必须对实施对象的身心状况有所了解，从而确定因人而异的实施方案。同时要组建一个指导团队，即以园艺疗法师为总指挥，园艺、医疗相关专业人员和志愿者为成员，并由疗养院的医护人员或康复类技术人员协同。同时，园艺疗法师需根据制订的园艺治疗方案合理选择实施场所以满足园艺疗法实施的要求，达到最佳治疗效果。在活动实施前还要确定好经济或材料来源，并准备就绪。

（2）目标制订及课程设计

充分了解疗养员的身心状况之后，需要制订详细的目标和计划。目前国外及我国台湾等地的园艺操作的课程主要包括：操作前的准备工作（如堆肥）、草本种子繁殖、木本植物种子繁殖、幼苗移植、简易插花、组合盆栽等。课程应该简便易操作，同时重点明确。

（3）治疗对象与园艺疗法师及其团队关系的建立

身心机能有障碍的人或者情绪上有心结和问题的人大多会自我防卫，令不良状态吞噬自己的心灵，闭塞自己的五官感觉，使得园艺治疗活动中对身心带来的刺激很难被感知和认知。另外，还有很多人因为丧失了身体机能，认为无法进行园艺而对它没有兴趣、不关心。因此，园艺疗法师要事先了解治疗对象对刺激的反应，理解治疗对象肢体行为等表达出的非语言信息，试着感受治疗对象的心情，进而进行角色转换，并运用五官感觉的生理共通性来感化治疗对象来配合相关的活动，一起享受园艺活动带来的乐趣。

若治疗对象因自身原因无法完成操作，则园艺疗法师及其团队成员应尽可能提供帮助或拓展治疗对象的相关能力，但操作过程最好让治疗对象自己来完成。通过这些活动，在具体的共同经历的基础上与治疗对象进行沟通。

(4) 注重活动过程的管理

园艺治疗至少要 8 周时间，目的是让接受治疗者完整参与一个植物的生命周期，接受完整的生命信息，而非看到园艺活动后所得到的产物和结果。例如，从感受"花真美呀"开始，就已经进入疗法，然后去寻找种子、小苗、基质、肥料，直到工具的准备、整理、实施到最后的清扫。

同时，园艺疗法活动过程的管理还应包括每天的活动记录和个人记录、治疗计划、评价结果、经过报告等文件管理，还有对治疗对象的风险管理，以及确保在最好的状态下提供园艺活动场所的场所管理。

①文件管理　如时间、引入的经过、目的、做的事情、结果及变化等，每个项目都要十分清晰。文件管理并不仅仅是实施过程基础性资料文字的记录，对于实施过程中某些事故的发生也要进行记录，掌握原因。

②风险管理　根据治疗对象的障碍，把握活动过程中治疗对象的身心状态，确定作业时间、作业级别及休息时间，以确保治疗对象能够安全地进行园艺活动，避免治疗过程中意外事故的发生。由于不同类型的治疗对象都在使用同一场所，因此场所的环境整治对风险管理有很大影响。

③场所管理　虽然植物能够独立制造营养，但是也要进行定期管理，如浇水、施肥、残枝修剪等，尤其是当管理过程也是园艺疗法的一部分时，这点显得更为重要。另外，如果是残疾人参与培育植物，定期浇水等工作因机能性问题和时间方面的问题而变得比较困难，就需要代理人的援助。

(5) 让治疗对象能自由地进行园艺活动

当园艺疗法师或相关专业人士开展园艺疗法时会不知不觉地把关注的重点放在治疗对象的技术上，不经意间便陷入技术指导及显示自己技术的误区。而如果过多究其细节，将活动的操作步骤当作模板来使用，就很容易丧失享受这一疗法的乐趣。为了避免上述误区的发生，最好将园艺当成是一种兴趣活动，事先分析活动的特性及活动对人的心灵与身体机能的要求和影响，以及通过园艺活动与人建立关系时会产生什么反应。这就要求园艺疗法师在实施园艺疗法过程中进行灵活巧妙处理，从而让大家对植物感兴趣，愿意把它带回家或出现在生活空间里。

(6) 实施过程中植物和环境的变化是疗法的要素

通过花和季节植物可以感知四季变化，因此可以对其有效加以利用。对于阿尔茨海默病患者来说,看到太阳东升西落,认识植物上的虫子,能够提升他们"认识现实"(明白人和事、场所、周围的事情)的能力。不会说话的植物有时也会发出声音。来自植物的声音包含风吹植物后发出的摇曳之声、植物自身变化的蠕动之声,当人们在静静凝视及倾听时,当中蕴含着鼓励,激励人们平等看待植物的生命和自己的生命,最终达忘我的境地。

(7)注重园艺疗法活动结束后的交流

交流是指导团队及参与者改进园艺疗法的有效途径。在园艺疗法一期结束后,对活动结果用 10~15min 进行交流,反馈意见,这样可以更清楚地了解园艺疗法的实施效果,如因为后期的养护管理不当,导致好看的植物盆栽和好不容易发了芽的种子枯萎死亡等进行原因的分析,经验的交流,是最需要也是最重要的环节,因为它能够让治疗对象对下次产生期待,激发更好地完成事情的欲望,也能在做得更好时有加倍的成就感。同时还能了解指导团队在指导过程中应改进的地方,了解治疗对象对园艺活动各细节的要求。

(8)评估再改进

为了让园艺疗法更科学,更能与参与者的身心状况相适应,不断地进行评估及改进方案是必要的。评估主要是通过参与者的自身评估和指导老师在课程中对参与者的观察记录评估两方面来完成。

3.3.4 实施的过程记录

在园艺疗法实施过程中,园艺疗法师应该对以下内容进行固定的记录:各种园艺疗法评价表(记录园艺疗法中的评价事项)、园艺疗法计划表(针对每个人的治疗项目)、园艺疗法实施过程报告、业务日志(日期、时间、实施内容、负责人等),以及每次的活动记录、每个治疗对象的记录(相当于医疗中的个人病历)、会议记录、实施过程中的各类照片等。将园艺疗法作为一种辅助性疗法在康复治疗中使用时,法律上需要这些园艺疗法的记录文件来进行支撑。即使法律上没有要求,在判定园艺疗法是否能作为辅助性疗法使用而展现效果时,上述记录能作为佐证材料。

在园艺疗法中,还要求参与者进行活动记录的填写及自我评价。如果治疗对象能将自己每天的活动用文字记录下来,即使内容很简单,也会很好地感知所感觉到的东西,进而提高认知水平。

3.4 园艺疗法功效评价

3.4.1 园艺疗法实施后参与者自我评价

参与者在参加园艺疗法活动后,对于在园艺疗法实施过程中出现的状况进行记录，以对程序的实施效果进行推测评价，如果有必要还可以进行程序内容的调整，使其成为程序指导和提高的参考(表3-5、表3-6)。

表3-5　参与者自我评价

评价项目	4	3	2	1
协调性				
自己主动与别人搭话				
提　问				
说出自己的经验				
与作业同伴的关系				
与其他人的关系				
用语言表达感情				
教他人做事				

注：4的等级最高，1的等级最低，各参与者根据活动过程的实际情况在相应的等级下打"√"。
(引自李树华，2011)

表3-6　参与者对程序内容改善身心方面的评价

评价项目	4	3	2	1	评价项目	4	3	2	1
责任感					作业态度				
身体协调性					智　力				
持久力					记忆力				
身体能力					决断力				
细小运动能力					注意力				
行动力					认知能力				
执行力					开　朗				
主动性					放　松				
计划性					愉　快				
问题解决能力					完成力				
集中力					社交能力				
自信心					合作能力				
自我控制能力					感知能力				

注：4的等级最高，1的等级最低，各参与者根据活动过程的实际情况在相应的等级下打"√"。
(改编自李树华，2011)

3.4.2　园艺疗法社会功效评价

　　社会功效评价主要是对治疗对象在设定的活动内容中所获得技能方面的评估，主要考查治疗对象能否通过系列的园艺课程活动训练，获得或具备走向社会进行独立工作的能力（表3-7）。比如，部分身体残疾的人参与改造庭园的课程训练后，评估其对简单的庭园规划设计施工技术的掌握情况，有助于提高其生活品质及生活希望。

表 3-7　参加者技能评价

参加者姓名：　　　　　　　　　　　　作业日期：

技　能	一人独立完成	服从方案指示	服从口头指示	各阶段指示必要	身体辅助必要
上　盆					
浇　水					
扦插繁殖					
制作标签					
播种繁殖					
实生苗移植					
扦插苗移植					
施　肥					
修　剪					
压　花					
插　花					
组合盆栽制作					
微景观制作					

　　注：指导者根据活动过程中参与者的实际情况在相应的等级下打"√"。

　　（引自李树华，2011）

　　在园艺活动操作过程中，指导团队针对治疗对象对课程中的每一个步骤进行6分法评估（郭毓仁，2000）。按照表3-8的格式设计评估表并进行记录，先计算整个步骤的平均值，得到整体表现的数值，再由全程的整体表现得到总平均值，来决定今后他们比较适合哪类园艺工作。接受园艺训练的治疗对象参加园艺活动的次数越多，结果越具参考性。

　　根据治疗对象在园艺训练过程中工作执行状况的评估分数（表3-8），分4个层面推荐工作。第一个层面，受训者可以不依赖别人的协助进行独立工作，可参与具竞争性的一般社会工作；第二个层面，受训者需要些许帮助，必须在专门收容特殊人士的机构，有专人协助的地方工作；第三个层面，受训者无法离开原训练机构，仍必须接受照顾，但可以由老师带领至社会上工作；第四个层面，受训者仍无法离开原训练机构，需要专人看顾，无法到社会上工作。

表 3-8　园艺活动工作情况评估

基础性资料	姓名：					年龄：				性别：男（　）女（　）	
	肢体状况： 精神状况： 语言： 听觉：										

时间	活动内容	执行情况评估					
第1周	树木种植	5	4	3	2	1	0
第2周	植物土壤灌水、施肥	5	4	3	2	1	0
第3周	组合盆栽设计制作	5	4	3	2	1	0
第4周	翻土、除草、浇水、施肥	5	4	3	2	1	0
第5周	微景观设计制作	5	4	3	2	1	0
第6周	草花露地播种	5	4	3	2	1	0
第7周	树木整形修剪	5	4	3	2	1	0
第8周	草花容器播种	5	4	3	2	1	0
第9周	植物扦插育苗	5	4	3	2	1	0
第10周	东方传统插花	5	4	3	2	1	0
第11周	植物压条育苗	5	4	3	2	1	0
第12周	西方式插花	5	4	3	2	1	0
第13周	一米花园设计	5	4	3	2	1	0
第14周	一米花园施工	5	4	3	2	1	0
第15周	现代花艺制作	5	4	3	2	1	0
平时	除草、浇水、施肥	5	4	3	2	1	0
平时	果实采收	5	4	3	2	1	0
整体表现		5　4　3　2　1　0					
适合工作环境情况（在相应栏目后打"√"）							
0	不适合园艺工作						
1，2	留在院内福利工厂工作						
3	由园艺疗法师带领进行承包工作						
4	可在社会上工作但需要人帮助						
5	不需监督，可独立工作						

（改编自李树华，2011）

3.4.3 园艺疗法健康功效评价

园艺治疗健康功效包括心理健康功效和身体健康功效两个方面。

身体健康的评价项目包括体重、握力、血压、血糖、血脂、脉搏、关节灵活性等。

心理健康是心理机能良好的综合性体现，涉及个体的心理适应水平及主观幸福感等广泛内容。心理卫生状况测试采用本书数字资源中的精神症状自评量表（SCL-90），评定的时间为最近一周，由患者根据自己的实际情况自行评定。幸福感是衡量个人和社会生活质量的一种重要的综合性心理指标，是评价者根据自定的标准对其生活质量的总体评估。幸福感由情感成分（正向情感和负向情感）和认知成分（一般生活满意感和特殊生活满意感）组成，既可反映心理健康水平，也可衡量生活质量和心理发展的状态。

除心理特征外，紧张及其恢复还有明显的生理反应，例如：心跳速度、脑电波、血压、肌肉紧张度和皮肤电导率等。测定这些生理反应指标可以弥补心理反应不够精确和敏感的缺陷，同时还可以更科学和令人信服地证明园艺活动对控制人类情绪所起的作用。

通过以上各类功效评价来评价园艺疗法课程的设置是否恰当、园艺疗效是否显著，利于园艺疗法师据此来决定是否对园艺活动方案做出修改调整或继续推广使用。

3.5 园艺疗法实施案例

3.5.1 老年人园艺疗法实施方案

（1）服务对象

服务对象为：养老服务中心年龄 65 岁以上的年长者；退休后无休闲娱乐或亲人无法经常陪伴者，有些为情绪低落缺乏兴趣，抑或是睡眠不好，较易疲劳者，其中还有重度失眠症患者（持续服药中）；1 位重度阿尔茨海默病患者（家属陪同）。

（2）活动目标

其一，以植物、园艺及人与植物亲密关系为推力，让老人在参与园艺活动和照料植物的过程中得到身心放松，并在参与植物生命的过程中获得自信心、乐趣、价值感与成就感；其二，利用小组活动为服务对象提供认知训练，充实服务对象的日常生活，提高服务对象的兴趣和情感活跃度；其三，利用小组活动为服务对象提供社交训练，增强服务对象之间的交流，提高互动和协作能力，增强社交能力；其四，适当增加活动量，增强老人的活力；最后，投身于园艺活动中，使得老人特别是有精神方面疾病的老人忘却烦恼，产生疲劳感，加快入睡速度，起床后精神更加充沛。

（3）活动设计

因此次服务对象均为 65 岁以上老人，为确保活动的顺利实施，达到预期的目标和效果，在组织设计活动时，针对时间控制、活动形式、活动主题、操作难易程度和安全性等关键环节做了细致系统的考虑，并在整个活动过程中安排了志愿者，随时关注现场情况和老人的需求。设计程序如下：

①活动主题　活动的主题为"美丽人生，老有所为"。共进行 8 次活动，每次活动时长 60min（表 3-9）。

表 3-9　园艺活动设计

节数	日　期	小组主题	小组内容
1	2017 年 2 月 11 日	拼出美好心情	制作压花相框
2	2017 年 2 月 18 日	五彩缤纷贺新年	插花、彩绘陶盆
3	2017 年 2 月 25 日	重拾希望看未来	播种、分株繁殖
4	2017 年 3 月 4 日	香味飘飘送温馨	闻香识花、制作香包
5	2017 年 3 月 11 日	其乐融融好开心	合果芋、网纹草、迷你椰子分株，组合盆栽
6	2017 年 3 月 18 日	花草树木巧搭配	一米花园设计
7	2017 年 3 月 25 日	其味无穷大丰收	收采鲜花、果实
8	2017 年 4 月 1 日	老友同乐"裱"祝福	制作压花贺卡

②活动效益评估　每次活动都有前测评估和后测评估，主要是发放心情指数量表和园艺疗法福祉效益问卷，小组成员在每次活动时填写，表达他们对活动的感受。心情指数量表内容非常简单，只有 5 种心情指数，即心情非常好、心情很好、心情一般、心情差、心情非常差，同时配以"哈哈笑"图样，让参与者容易看明白。园艺疗法福祉效益问卷涉及肢体运动、兴趣爱好、心情放松、成就感、逻辑意识、社交技巧和园艺知识，也只有 5 种评价指数，即完全不同意、不同意、还好、同意、完全同意。

③听取活动中参与者的困难并找出解决的方法（表 3-10）。

表 3-10　困难与解决方案

遇到的困难	解决办法
植物未发芽、干枯凋零等	选择生命力强的植物，安排参与者辅助养护管理
参与者在活动过程中较被动	工作人员积极推动
参与者在活动过程中未能完成任务	工作人员随时观察，给予必要指导
经费不足	向社区申请项目经费或举办老年人作品公益销售活动
参与者因身体不适等情况不能到场参与	个别给予上门指导或者电话沟通等

3.5.2　发育障碍儿童及青少年园艺疗法实施方案

（1）应用对象分析

培智学校的学生属于发育障碍的儿童和青少年，包括孤独症者、脑瘫者、唐氏综合征患者和智力低下者等。他们在生活和学习中具有以下个性特点：一是不能正确控制自己，情绪不稳定，喜怒不定；二是意志力、自制力较差，纪律性不强；三是对一般常规的学习认识活动兴趣不高，专注力不够；四是不能正确地自我评价，或高估自己，或自卑怯懦。

（2）应用环境要求

为了使园艺疗法对这些特殊儿童产生更好的效果，根据园艺疗法的要求与校园实际，对培智学校的室外绿化景观和室内环境布置进行改造提升，建立园艺疗法活动场所，营造绿色健康的成长环境。一是在室外设计小型的草坪、温室和花园，方便开展翻地、播种、栽植等园艺操作活动，为实施园艺疗法提供基础条件。二是针对大厅、教室等室内活动场所进行绿化布置，在相应位置布置吊兰、绿萝等绿色盆栽，并用干花饰品、小配件进行装饰，营造绿意环绕的轻松环境。三是专门设置园艺疗法操作室，作为开展园艺操作的基本场所。可根据实际情况，添设大型操作台面、多媒体教学设备，如投影仪、扩声设备等，方便开展园艺操作的示范教学与动手实践。四周布置一定数量的陈列柜、工具箱，用于放置园艺操作工具、展示学生园艺制作成品；同时利用空间布置绿植墙，方便学生开展播种、浇水、施肥等简单操作。

（3）应用内容确定

由于培智学校的学生个性差异性较大，在应用中首先要对学生的实际情况进行调查摸底，通过设计问卷、现场走访摸清学生的基本情况、认知能力和学习需求，来确定具体的园艺疗法应用方案，以保证园艺疗法能够顺利开展。问卷内容应包括学生的基本情况、个性特征、生活体验，以及对园艺疗法的认知程度和接受意愿。通过问卷调查结果分析，为设计园艺疗法方案及内容提供依据。

根据调查结果，结合培智学校具体情况，遵守循序渐进和季节性规律的要求，优化园艺操作活动设计方案。要先易后难，先感知后操作，同时注重季节性，让学生及时感知、触摸自然，提高对生命的认知。一般可考虑每周 1 次，每次 90～120min。具体可以分为 3 个模块。

模块 1：感知自然。主要通过视觉、嗅觉、触觉来观察、感知、识别植物的颜色、气味、形状，达到认知植物、区别植物、甄选植物的目的，主要应用形式有参观花园、植物园、花卉生产基地，以及园艺植物现场展示、园艺基本知识科普讲解等。

模块 2：简单园艺操作。以校园的草坪、花园、温室、室内植物为依托，反复开展过程较为简单、体力消耗较小的浸种、播种、浇水、修剪、采摘等农艺操作，使智力障碍学生掌握基本的园艺技能，增强他们的动手能力。

模块 3：园艺创作。开展较为精细、要求较高的操作，如压花、插花、移栽、嫁接、扦插、拓印、手工微盆景制作，不注重成果，而注重过程，主要训练他们的动手能力和想象力，提高手、眼、身的协调性和耐性。

（4）应用评价指标

对智障学生开展园艺疗法，不但要关注他们的产品，更重要的是让他们享受这个过程，促进他们身心的协调发展。因此，要观察他们在实施过程中的情绪、意志、兴趣、能力等方面的表现，通过设定观察时间和观察点，并做好相应的记录，来判断园艺疗法对他们产生的作用和效果。可以从注意力、记忆力、学习态度、相互合作情况、身体协调度、情绪稳定性表现、产品完成情况等指标进行观察，并每间隔 1 个月进行观察记录。每个指标分别具若干详细标准，同时赋予相应的评分分值（表 3-11）。

表 3-11　培智学校学生园艺疗法观测评分表（第　周）

对　象	具体指标						
	持续注意力	知识记忆力	学习态度	相互合作	协调失误次数	情绪稳定性	作品完成情况
A 同学							
B 同学							
C 同学							
D 同学							
……							

分值说明：

持续注意力：10min 内 40~50 分，20min 内 60~57 分，30min 内 80~59 分。

知识记忆力：大部分记住 70~58 分，部分记住 55~60 分，完全记不住 30~40 分。

学习态度：积极 80~90 分，一般 60~70 分，不感兴趣 30~50 分。

相互合作情况：乐意交流 80~90 分，一般 60~70 分，不太交流 30~50 分。

协调失误次数：1~2 次 80~90 分，3~5 次 60~70 分，6~8 次 30~50 分。

情绪稳定性：表现平和 70~80 分，坐立不安 50~60 分，大声喧哗 20~40 分。

产品完成情况：按要求完成 80~90 分，部分完成 60~70 分，完全不能完成 30~50 分。

（5）应用效果评价

研究团队对某培智学校的 30 名学生进行了园艺疗法课程的开发与实践，并进行了 4 次观察和记录，对数据进行了统计，取平均值，得出表 3-12。根据此分析，可以得出以下结论：

表 3-12　园艺疗法实践对象身心素质情况统计分析

观测内容	分值(平均值)			
	第 1 周	第 6 周	第 11 周	第 15 周
持续注意力				
知识记忆力				
学习态度(兴趣、耐心)				
相互合作情况				
身体协调情况				
情绪稳定性				
作品完成情况				

①心理上　在活动操作过程中，智障学生提升了与他人沟通交流的能力，打开心扉；在对其成果的后期养护管理中，增强他们的责任感，获得成就感，减少焦虑和抑郁，实现自身价值。

②身体上　简单重复的训练提高了动作协调性，一般都能完成基本的园艺操作要求，并促进身心健康。

③能力上　有助于调动思维，提高认知力、表达能力及想象力，促进社交，增长技能，在劳动中学会创意、合作、耐性、专注等。

3.5.3　改善大学生心理健康状况的园艺疗法实施方案

（1）实施对象

以河北农业大学园林旅游学院 2017 级学生为试验对象，通过心理测试，筛选出心理存在焦虑现象或需要疏导的学生，其中，男生 10 人，女生 16 人，合计 26 人。

（2）测量工具

采用精神症状自评量表（SCL-90），量表共有 90 个项目、10 个因子，采用 5 点计分法。量表包含感觉、情感、思维、意识、行为、生活习惯、人际关系、饮食睡眠等较广泛的精神病症状学内容。

（3）干预试验

试验以园艺疗法中"五感花园"的营造对于人感官的刺激及情感美学理论、沉浸理论、注意力恢复理论为支撑，共开展 15 次园艺疗法活动，每周 1 次，每次 2h。采用测量工具对研究对象进行前、后测量，并对数据进行对比分析。

（4）活动方案设计

在查阅相关文献的基础上，秉承园艺疗法干预理念，结合研究对象存在的心理问题，设计如下活动方案。

①植物播种　通过蔬菜或花卉种子播种及其播种后的养护，培养学生的耐力与专注力。

②植物栽培　对出土的种苗进行移植，通过对种苗的起苗、栽植、浇水等具体操作与之后对苗木生长过程的细致观察，让学生在苗木移植及其生长的过程中充分发挥自己的能动性，使生活多一份期待与希望，体会种植的乐趣，达到锻炼身心的目的。

③植物的整形修剪　主要包括植物的整枝、打杈、引蔓等内容。该项操作的活动量大，可以锻炼学生身体的灵活性。在活动中通过教师讲解和示范，学生掌握园艺植物的修整技术，同时，通过在该项活动中的亲身实践，学生从中得到乐趣，并在彼此之间结下深厚的友谊，有利于减轻学习压力、提升社会交往能力。

④成果收获　组织学生到温室进行鲜切花、蔬菜、果品的采收，对植物的适宜采收时期、采收方式、采收后的包装等进行实践。通过实践使学生体会到采收的喜悦，有利于心情的放松，增强学生的成就感，重塑自信。

⑤插花　组织开展插花活动，提升学生的动手能力、欣赏水平，磨砺学生的细心和耐心。

（5）数据处理

将各项活动后对试验对象进行的质性访谈、观察记录、问卷调查等资料整理分析后录入数据，用 SPSS 18.0 对干预前后测得的结果进行统计分析。

（6）试验量化结果与分析

对试验对象在园艺活动前后的测验结果进行配比样本 T 检验，具体结果见表 3–13。

表 3–13　园艺疗法干预前后 SCL–90 测验结果差异比较

项　目	干预前（$n=26$）		干预后（$n=26$）		T 值	概率
	平均数	标准差	平均数	标准差		
躯体化	2.0085	0.53	1.5358	0.25	4.683	0.000
强迫症状	2.950	0.48	2.019	0.37	11.172	0.000
人际关系	2.91	0.581	1.8985	0.37	11.172	0.000
抑　郁	2.4965	0.58	1.5377	0.22	9.23	0.000
焦　虑	2.527	0.58	1.69	0.26	8.371	0.000
敌　对	2.22	0.70	1.5388	0.36	5.033	0.000
恐　怖	2.2358	0.62	1.6531	0.45	4.354	0.000
偏　执	2.2619	0.71	1.67	0.26	4.966	0.000
精神病性	2.300	0.70	1.573	0.27	5.899	0.000
其　他	2.1369	0.63	1.5392	0.30	5.448	0.000
总均分	2.422	0.45	1.6669	0.20	12.233	0.000

注：$p<0.001$。

由表 3-13 可知，研究对象经过园艺疗法干预后，心理健康各因子得分均显著低于干预前，个体在抑郁和焦虑情绪、人际关系等方面问题有所改善。这一结果充分显示出园艺疗法对个体心理健康状况的改善发挥了显著作用。

（7）结论

研究表明，园艺疗法改善了被测试在校大学生在心理健康方面存在的问题，究其原因可能有以下几个方面：整个园艺活动是在植物环绕的温室里进行，充分调动个体的五感，从而消除内心的焦虑和紧张感，达到舒缓情绪，改善抑郁的效果；在活动过程中，有很多操作需要团体人员的相互协作、相互沟通和交流，对于改善个体的人际关系、提高人际交往能力有显著作用；活动中作物植物的培育和收获环节，使个体的身体得到一定程度的锻炼，对于改善躯体化症状、培养个体的耐性和增强自信心都有很好的促进作用。

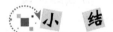

小 结

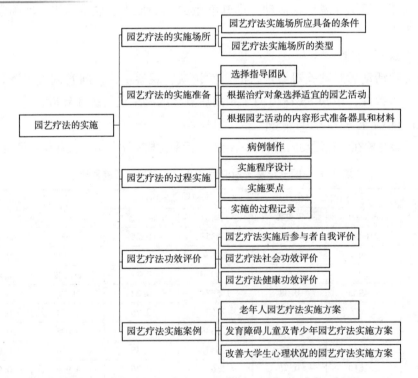

自主学习资源库

http://blog.sina.com.cn/s/blog_65399b490102wnjy.html　园艺疗法课程体系

设置

　　http：//www.360doc.com/content/16/1125/13/36536556_ 609408165.shtml　休闲农业新宠—园艺疗法园

　　http：//www.yidianzixun.com/article/0J4igy3v　基于休闲农业+医学疗养的园艺疗法园

　　http：//www.sohu.com/a/199065741_ 160891　园艺疗法功效

思考与练习

1. 园艺疗法实施场所应该具备什么条件?

2. 园艺疗法园具有哪些功能分区和设施?

3. 除园艺疗法园之外，可以实施园艺疗法的场所还有哪些?

4. 在进行园艺疗法实施程序设计时要考虑哪些方面因素的影响?

5. 怎样根据目标与症状选择园艺疗法使用的植物种类?

6. 怎样根据目标与症状选择园艺疗法的活动形式?

7. 园艺疗法程序实施的过程和步骤有哪些?

8. 园艺疗法实施要点和心得体会有哪些?

9. 从哪些方面进行园艺疗法功效评价?

单元 4

园艺疗法实施场所规划设计

📖 **学习目标**

知识目标

(1) 了解园艺疗法实施场所规划设计的目标与原则。

(2) 理解园艺疗法实施场所各功能分区的划分依据。

(3) 掌握园艺疗法实施场所植物种类的选择方法。

(4) 掌握园艺疗法实施场所活动设施设计要点。

(5) 掌握不同目的、不同服务对象的园艺疗法实施场所设计要点。

技能目标

(1) 会依据不同的服务对象设计相应的园艺疗法实施场所。

(2) 会选择园艺疗法实施场所内的植物种类。

(3) 会进行园艺疗法实施场所功能分区的设计。

4.1 园艺疗法实施场所规划设计目标与原则

4.1.1 园艺疗法实施场所规划设计目标

Roger Ulrich 教授指出，一个好的园艺疗法专类园在规划设计阶段和建成之后应该达到以下 4 个目标：易接近、可操作，空间设计合理，增加身体运动机会，以及亲近自然。

（1）易接近、可操作

患者或居民必须知道存在这样一个花园，容易找到、容易进入，并主动或被动地应用这个空间。

（2）空间设计合理

提供可以徘徊、停留、思考的安全环境，或提供个人与家人的隐秘性、增进亲密感的地方(平坦的场地空间)。所有的场所都不应该拒绝给予私密使用权，否则会削弱患者的使用效果。

（3）增加身体活动机会

在密林里留一定的空间来开展各类养生运动(太极拳、八段锦、瑜伽等)及活动，以进行适度的锻炼(包括玩耍在内)。令参与者在此环境中疏导情绪、学会包容和理解、学会正确地表达自己的情感(图4-1)。

（4）亲近自然(体现在植物选择配置及内部景观设计上)

尽量选择使用可食用且能够带来感官刺激的植物，避免选择使用有毒及引来大量昆虫的植物，尤其是面向儿童和有心理疾病患者的园艺疗法专类园。

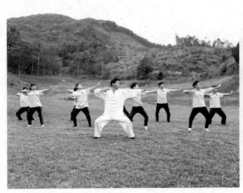
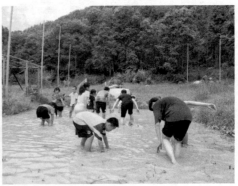

图4-1 运动及活动空间

4.1.2 园艺疗法实施场所规划设计原则

园艺疗法实施场所在植物选材和空间规划上都与常规园林规划项目有所差别。相对而言，园艺疗法实施场所的规划理念要更为细致和复杂，除了一般园林的自然、经济、美观适用等，为了充分发挥园艺疗法的效果，必须在规划设计时根据对象来制订合理、详尽的实施计划，如根据设定的治疗目的选择实施内容、场所、植物种类、适当的园艺工具等。

园艺疗法的治疗对象多数较为特殊，规划理念与一般的园林设计理念有所差别，要求其更为细致与复杂，除自然、经济、美观、适用外，还应注重以下原则：

（1）充分开发、利用原有场地的自然资源

溪流、山川、树木、花卉、岩洞等是可以不加改造直接作用于某些治疗对象的，设计时通过合理巧妙地利用，可实现经济与疗效的双重效果。场地当中的自然景观有湖、塘、小溪、河流、山、沙丘、平原、沼泽、丘陵、山谷、森林等，在营造过程中应保护外围自然景观特征的完整性，不应为了人类自身的利益过度开发、浪费大自然资源，同时极力结合自然疗养特色，塑造自然疗养的场所性，使这些自然景观特征更加突出。

（2）空间多样性

人类学家爱德华·霍尔将人际距离概括为 4 种，即密切距离（0～0.45m）、个人距离（0.45～1.20m）、社会距离（1.20～3.60m）和公共距离（3.60～7.60m 或更远），不同的人际距离对于空间的需求不同，所以在进行空间设计时要避免单调，尽可能地进行多种功能区划分，要有意识地利用景观元素的巧妙组合引起空间开合的变化，创造更加人性化的植物景观空间，形成私密空间、半私密空间和开放空间等不同的空间尺度以适应不同类型的人群。如有的对象由于疾病等原因会产生自卑心理，喜欢相对私密的空间，而有的对象则希望与别人交流、相互倾诉，喜欢较为开敞的空间。调查研究发现，在空间围合方式需求方面，开敞性空间给人以疏朗感，需求最多，其次是给人安全感的半开敞半私密性空间及给人静谧感的私密性空间。在进行空间设计时，可汲取和沿用传统建筑形式，或把握其形式特征而进一步提炼简化，反映地方生活实际、历史和追求的文化因素，使使用者增加认同感和亲切感。

（3）舒适安全性

①指示清晰 洛赫（Motloch）认为，人在户外空间中的行为是不断寻找目标的过程，人在潜意识里总倾向于以环境特征明确的感官路标作为前进目标，并在记忆中存留下这些目标的空间特征。园区内应具有一定明确清晰的指示系统和道路系统，避免阴暗空间的设计，以视觉的简明性使人轻松确定方位，并通过有形或

无形的设计元素，使其产生一种方向感，以此引导游客。

②亲和性强　混乱陌生的环境，令人感到相当大的精神压力，熟悉的环境使人感到行为自由，从而对环境产生一种控制感，增强自信心。在专类园的设计中，通过了解对象的背景、心理、病情等各个方面的情况，使用熟为人知的素材，为其营造一个熟悉的环境。如园区中的农作物、园艺植物及各项农业设施与园区的铺装、照明、水体以及景观小品应进行统一考虑，让各类植物材料及设施的选择能够激起游客对环境的情感。景观环境多使用绿色材料，与自然环境和谐统一，处处体现人文关怀，帮助人们建立乐观积极的态度，提高生活质量，最终达到治愈疾病的目的。

③满足需求　Maslow曾提出"需要层次理论"，即人的需要依次为：生理需求、安全需求、社交需求、尊重需求、自我实现需求等。在进行园艺疗法实施场所的规划设计时，可以通过瓜果蔬菜等植物的栽植来划分各类空间，以体现园区的视觉感、趣味感及空间感，创建不同的空间围合类型来满足各类人群对社交、安全、生理等方面的需求。同时园区内栽植设施的设计也应符合不同使用人群的需求，如各类器具(锄头与钉耙结合，工具的省力改造)、各类种植容器(抬升花坛、浅盘种植床等)的改造，以体现对各类参与者的重视，让他们得到尊重、表现自我。

④营造安全舒适感　进行设计时，应倡导"以人为本"的思想，在满足环境舒适优美的要求的同时，安全感应放到非常重要的位置。如植物要注意选择非毒性的，在儿童活动区不能选择带刺植物；有些园路要设扶手，夜晚时应有灯光照明；由于病疾患者身体虚弱，在不同空间(包括室内与室外空间)的过渡地段往往会因眩光现象引起眩晕、头昏等不适感，所以为了缓冲光线的突然变化，可以在建筑物和庭院之间设立棚架等以防止意外事故发生；对于行走不便的人们，要设置便于轮椅通行的斜坡道等。

⑤环境安静　安静的环境在心理上会给人以平和、舒适的感觉，容易引发人们沉思，这对于记忆花园及冥想花园尤为重要。

⑥环境质量优良　由于病人抵抗力相对较差，因此需要较为优良的环境质量，专类园应保持整洁以及空气清新。设计时应注意专类园中的卫生服务设施要满足人们需求，方便人们使用。

(4)提供社会活动机会

场所内道路路线的安排应以简单、方便及实用为主，并设置座椅(包括固定的、半固定的和可移动的)、垃圾桶和照明设施等，方便患者在院内散步或赏花、运动时进行交流，沟通情感，使患者在精神上、情绪上得以释怀，利于康复。可以安排活动体验区，以便亲戚和朋友团聚；可设置实习花坛、操作间和温室，以便进行实践操作；可结合不同游客的实际情况，既提供向阳的空间，又提供庇荫环境；也可设野外烧烤区、野营区等，通过患者的参与，达到充实生活、增进交流的目的（图4-2）。

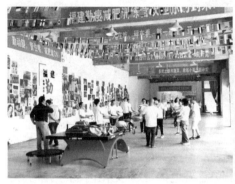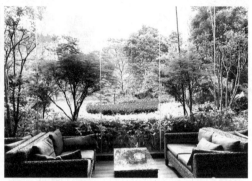

图4-2　交流社交空间

（5）植物合理配植

应用园林植被的不同形状、颜色、用途和风格，因地制宜地配置一年四季富有季节色彩变化的各种乔木、灌木、花卉、草坪等，创造出一个贴近自然的环境，让患者真正体验大自然的魅力，帮助患者放松、摆脱精神上的疲劳。庭院内遍植花木，引来鸟叫虫鸣，可以改善沉闷不悦的心情，同时某些植物有着丰富的文化内涵，与人们的思想感情有着千丝万缕的联系，如松的永恒、兰的高雅、玫瑰的热情等，都给人以不同的感受。

（6）充分利用水的灵动性

在条件允许的地方进行水景设计，对于患者意义重大。无论是悠悠的水滴、涓涓的细流，还是飞溅的叠瀑，都可以起到净化心灵、陶冶情操的效果。如美国亚利桑那州的一处理疗公园，就安排了一个象征"生命循环"的水系，它从一个较低的清泉池开始，流入一个人造的岩石小溪，而后在一个连续而曲折的座墙后面蜿蜒穿过公园，最后流入一个平静的池子，象征生命结束（图4-3）。

（7）积极向上的艺术性

场所中的雕塑小品等人造艺术品所传达给患者的信息必须是积极向上的，健康人看来复杂有趣的抽象艺术对于处于焦虑不安状态下的病人也许会是一种惊吓和恐吓，这是因为处于压力之下的人容易将内心的恐慌向周围的环境发泄，以至于产生负面感觉（图4-4）。

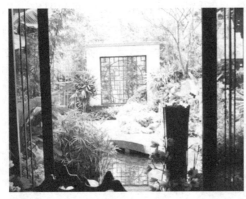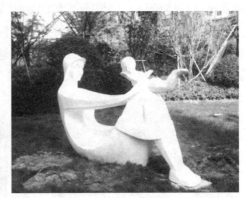

图 4-3　流水景观　　　　　　　　　图 4-4　积极向上的艺术性

（8）体现个性化

设计时必须因地制宜、因时制宜，充分发掘当地的社会文化内涵，并巧妙地应用于专类园的设计中。必须对场所的地理位置、不良的环境因子、居住者的身体状况有一个全面的了解，选用适合居住者行为方式的园艺疗法形式。整体设计效果应满足生态科学性、布局艺术性、功能综合性、风格地方性。

（9）教育引导

场所中应设置对患者疾病康复具有良好效果的宣传或展示作用的园林小品或建筑，同时注意对这些建筑及小品在专类园中的强调，为人们营造良好的治疗及保健环境。

（10）注重与我国传统文化相结合

园艺疗法实施场所设计中，还可以应用禅宗中"有情来下种，因地果还生"的思想，表达情与境之间的因果关系，顺应自然、天人合一是其最高境界。专类园中分布不同花期的植物，使花园的生命力得到延续。同时发掘其色、香、触等生理特性，使病人得到不同程度的健康恢复。有学者曾在保健型园林的设计当中提出了可在居民区内推广"阴阳五行"结合药用植物的应用。

4.2　场地选择及分区构建

4.2.1　场地选择

场地不是一个单纯的空间概念，而是空间与人的行为交互作用所产生的。场所的创造包含 3 个基本要素：符合医疗条件的自然养病场所；空间体验是空间创造的目的（要具有多元化的吸引力和强烈的驻足感受，达到身心与自然的互动）；希望通过场所设计给每一个人参与、体验、治愈的机会。

（1）场地位置远离噪声

在规划时要对环境噪声进行预测，对噪声干扰进行预评价。在园艺治疗场所昼间噪声标准为50dB，给人一种安静的感觉，使人能听到鸟叫声、风铃声或喷泉的声音。如果不能满足该条件，可以考虑采用人工降噪措施（如建造人工草坪或种树木等）。将乔木、灌木和绿篱结合，既可形成良好的景观，又可有效降低噪声。

（2）场地应尽可能多地接受阳光

室外活动场所能接受更多的阳光，可使在此从事活动的人有更多的时间暴露在阳光中，强化骨质密度及维生素 D 的吸收。同时应考虑在炎热的夏季建设必要的遮阴设施，可以通过种植或邻近的建筑遮蔽实现。

（3）考虑周围建筑物情况

高层建筑会使风向下反折，风力会增强，从而使向风侧的步行、闲坐或园艺操作出现困难。

4.2.2　分区构建

调查结果表明，参与者对五感体验区需求所占的比例最大，其次是园艺文化展示区，园艺活动区，运动、锻炼及游戏体验区，静思休闲冥想区，这几部分构成了园区的环境空间区域。调查中发现，参与者希望园区能够提供更多的接触自然的场所，其次是提供运动机会的场所、社交与聚会的场所，以及提供私密与可控性空间的场所，以满足人们的不同需求。

（1）五感体验区构建

一个有多种形式、色彩和气味的花园能刺激很多感官，其中的元素可以唤起人们愉悦的情感，提供给受试者和参观人员一种积极、共同的体验。对于压抑不安的人来说，感官花园能唤起一些被长久遗忘的美好记忆，刺激和他人之间的交流。

①视觉区环境营造　植物色彩是营造视觉体验的主要元素，不同的植物色彩给人的心理感受具有差异性。首先，应根据景观特征选择空间基调色，并栽植相应的植物。研究表明，绿色在人的视野中占到25%时，就能消除疲劳，且对人的心理和精神最适宜。所以，疗养园在设计时采用绿色植物作为基底（图4-5），再配以色彩丰富的植物和小品设施，使疗养人群产生视觉上的舒适感。营造四季景观，宜选用秋色叶、春色叶及常色叶树种和开花灌木进行合理搭配（图4-6）。其次，应该注意色彩之间的对比与协调。

不管是植物还是各类建筑物及硬质铺装等，其色彩搭配主要有以下 4 种方

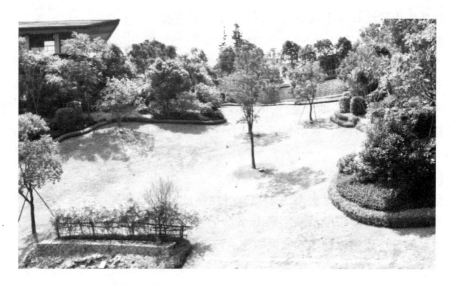

图 4-5　以绿色为基调的视觉区营造

式：一是暖色系植物景观。暖色主要指红色、黄色、橙色及它们的中间色，带给人愉悦感，营造快乐的气氛，并拉近人们之间的距离，促进人们形成积极乐观的生活态度。在春、秋及严寒的冬天，宜多用暖色系植物，如杜鹃花、月季、银杏、红枫、紫叶李等。二是冷色系植物景观。冷色主要指蓝色、黑色、绿色及其邻近的色彩，给人宁静和庄严的视觉感受，营造安静、沉思的景观空间。冷色系植物如勿忘我、香雪球、鼠尾草、鸢尾等，可营造幽静深邃的气氛。三是对比色植物景观。在个性化的场所，将两种或多种色彩不同的植物搭配造景，形成强烈的对比，如橙色和蓝色、红色和绿色、紫色和黄色等，给人带来视觉刺激的效果更大，视觉体验更真实。四是互补色植物景观。除了对比色的视觉刺激外，场所中还需要调和色彩，突出重点，维持色彩的平和与稳定。尤其在大面积灰色的铺装广场或建筑周围，混植互补色植物，可突出景观的独特性。

②听觉区环境营造　园艺疗法场所需要使人心境平和的氛围，在听觉景观的设计中，用潺潺的流水声与郁郁葱葱的山石景观组合形成听觉景观。利用植物的隔音作用以降低噪声；利用潺潺的流水声、水打芭蕉叶发出的滴答声、植物花朵上蜂蝶的嗡嗡声来平复人的心情、放松身心。在该区多选用常绿植物，如凤尾丝兰、桂花、碧桃、杨梅、杜英、苏铁、鸢尾、花叶蔓长春等，溪流尽头栽植一株鹅掌楸，与周围郁郁葱葱的植物景观形成鲜明对比。亦可在该区设置池塘、跌水等水景。在选择铺装材料时，选用踩上去稍微有声响的材料（图 4-7）。

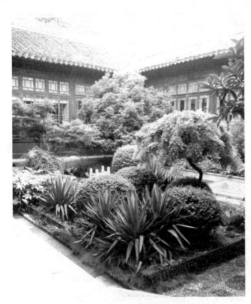

图 4-6 四季景观营造

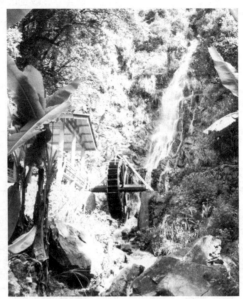

图 4-7 听觉区水景观营造

③嗅觉区环境营造 嗅觉是五感中比较弱的一种，往往同时伴随着视觉、听觉或味觉一起发生。不同气味对人的心理、情绪和行为等影响均不同，有的能起到振奋作用，有的能使人镇静，有的则让人紧张不安。例如，杉树、柏树等，挥发的气味中含有挥发性的芳香，会使人感觉清醒。

多种芳香植物的混植会产生杂乱的气味，因此在植物配置上不同种类的芳香植物要尽量分层种植。气味在营造氛围、引导人们行为等方面很重要，因而，应根据风向确定植物的栽植方位，以便于香气的流动和扩散，达到理想的嗅觉刺激效果。当其他感官刺激不够充分时，嗅觉能起到补充作用。盲人通常需要根据气味来感受环境并做出判断，近些年的盲人公园基本都是以嗅觉为主题，以触觉为辅助，为盲人提供感官上的体验。在康复景观场所中，可以采用以下植物种类来营造嗅觉环境(表 4-1)。

④触觉区环境营造 五感刺激中，触觉感受是最直接的。通过最真实的接触去感受自然中的每一处景观，如摸得到的树叶、流水、花朵，还有风、雨、雪等，能给人直接的触觉刺激。一般人对光滑、精致、舒适的接触如绸缎、皮革、光滑布料和陶瓷等更易于接受，会感到惬意、兴奋；而对粗糙、肮脏、黏腻的触感如砖墙、铁锈、泥泞等会产生不愉快感，感到厌恶，从而影响人的审美心理。

表 4-1　嗅觉区环境植物种类选择

中文名	拉丁名	科名	属名	开花时间
白玉兰	*Michelia alba*	百合科	百合属	3 月
桂花	*Osmanthus* spp.	木犀科	木犀属	9~10 月
结香	*Edgeworthia chrysantha*	瑞香科	结香属	6~8 月
栀子	*Gardenia jasminoides*	茜草科	栀子属	3~6 月
茉莉花	*Jasminum sambac*	木犀科	素馨属	5~8 月
牡丹	*Paeonia suffruticosa*	芍药科	芍药属	4~5 月
小苍兰	*Freesia hybrida*	鸢尾科	香雪兰属	元旦、春节
水仙	*Narcissus tazetta* var. *chinensis*	石蒜科	水仙属	春季
迷迭香	*Rosmarinus officinalis*	唇形科	迷迭香属	11 月
碰碰香	*Plectranthus adiensis* var. *tomentosus*	唇形科	马刺草属	触碰叶片有香味
菊花	*Chrysanthemum* spp.	菊科	菊属	9~11 月
金橘	*Fortunella margarita*	芸香科	金柑属	花期 6~8 月，果期 11~12 月
荷花	*Nelumbo* spp.	莲科	莲属	6~9 月
垂丝海棠	*Malus halliana*	蔷薇科	苹果属	3~4 月
玉簪	*Hosta plantaginea*	天门冬科	玉簪属	8~10 月
梅花	*Armeniaca mume*	蔷薇科	杏属	冬、春季
含笑花	*Michelia figo*	木兰科	含笑属	3~5 月

　　景观空间也是能给人触觉感受的，通过运用不同的铺装和装饰材料、小品等，结合自然元素，给使用者提供可触摸的景观和空间，让他们更有兴趣去接触，如与植物、水体等景观元素没有距离，通过亲身参与和实地触碰，调动起他们的积极性。这一区域中植物的配置可以是将多肉材料适当运用其中，再补充一些造型、触感特别的植物（表 4-2），种植在步道左右，用不同颜色、不同触感的铺装材质进行铺装，人从这里行走时能伸手摸到植物，同时感受植物与铺装相互作用下不同的质感，从而刺激人体的触觉感受。

表 4-2　触觉环境植物种类

中文名	拉丁名	科名	属名
碰碰香	*Plectranthus hadiensis* var. *tomentosus*	唇形科	马刺草属
绵毛水苏	*Stachys lanata*	唇形科	水苏属
含羞草	*Mimosa pudica*	含羞草科	含羞草属
捕蝇草	*Dionaea muscipula*	茅膏菜科	捕蝇草属
蟹爪兰	*Zygocactus truncatus*	仙人掌科	蟹爪兰属
佛甲草	*Sedum lineare*	景天科	景天属
龙血树	*Dracaena angustifolia*	龙舌兰科	虎尾兰属

⑤味觉区环境营造　园林中的味觉刺激感受一般通过景观环境的体验行为和饮食活动共同实现。饮食行为需要特定的环境氛围，因此该区域不宜距离人多的交通空间过近。植物选择上可考虑专类园内原有各种果树的利用，如橘、枇杷、杨梅、桃、樱桃等。

味觉感知在景观规划设计中的表现形式可以分为 2 种：一种是参与性的景观形式，即景观本身，如鲜果采摘、野外烧烤等；另一种是非参与性的景观形式，即本身不是景观，但与景观相互影响，如在农家乐享用美味的家常菜等。在进行味觉景观设计时，可以专门辟出一块土地栽植水果、蔬菜、香草等，供随手采摘蔬果与友人分享，或者在该味觉花园区域内开辟一个建筑空间，供治疗对象烹饪新鲜绿色的蔬菜，采摘可食用香草加入食谱或冲泡花茶，均能产生味觉治疗的效果（图 4-8）。需要注意的是，味觉治疗区中切忌使用农药，防止治疗对象误摘误食而发生意外。

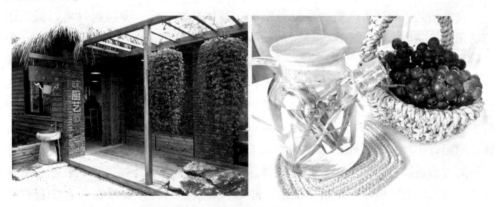

图 4-8　参与性景观形式（园艺产品加工）

（2）园艺文化展示区构建

园艺文化展示园可设置在林荫下，为治疗对象提供园艺文化学习和交流的平台。这里可以展示治疗对象在园艺活动过程中的园艺作品，同时设置一些桌椅，供治疗对象享受园艺下午茶时光，使其获得极大的充实感和成就感。

（3）园艺活动区构建

园艺活动是以人的主动参与为核心的活动，主要从以下几个方面作用于人，促进人体的康复。一是人们通过肢体劳动，如播种、松土、除草、浇水、除虫、修剪等园艺活动，使肢体得到锻炼，从而达到运动保健或运动康复的目的。二是通过在劳作中思考，增强创新意识。园艺活动是具有创造性的活动，参与者在每次劳作和操作中，都加入了自己对行为的思考，并不是简单、机械地重复动作，通过不断思考、不断实验，加强了参与者思维的敏捷性。三是通过参与活动的过程与他人进行交流、合作，改善了参与者的思维方式和语言能力，提高思想交流，增强团队意识，调节孤僻情绪。因此，专类园园艺活动设计要考虑参与者的交流与积极参与性，活动量要适于患者的精神和身体状况。如播种、松土、除草、浇水、采摘等栽培活动，采用抬高种植床及自动升降吊篮，尽量在管理或排列园艺器具等方面减少工作量。要考虑园艺活动的时间性与持续性，在构建活动区时，应选择在优美的环境构建活动区，活动区内设计循序渐进的园艺活动内容，可以周、月为周期，从简单到复杂。注意活动空间的布局与尺度，营造合理可行的园艺活动体系。

①室外园艺活动区 该区的场地可以是专类园中的某一庭园、路旁、园艺疗法角、花床、花坛、草坪或广场等。在该区域内通过设置吊篮、立体花墙、触摸水池、触摸花床、浅盘种植床等专用设施，满足不同年龄、不同身心状况参与者的园艺活动需求。同时配备进行园艺活动操作所需的器具、材料并考虑到此处的易达性，如铺装的设计、位置的远近等。

室外园艺活动区可改造为半开敞空间，和休息区一样，专门设计可以提供阴凉的顶棚。一边为层次丰富、茂密的植物景观，一边濒临水景，视野较开阔。该区域为社交向心空间，比休息观赏区更为开阔，为进行更大规模的活动提供了场所，这里主要满足主动参与阶段目标人群的精神康复需求。在这个区域，目标人群可以通过合作进行一些具有挑战性的活动。在设计上依然是在自然的氛围中创造了相对宽敞的活动空间，使目标人群以一种更为主动的方式体验生活、活动身体、增强合作。在里面放置多种工具及桌椅、柜子，易于灵活挪动和变化，可进行不同类型的园艺操作活动或组织团体进行相关园艺活动，如插秧、收割、植物认养、盆景修剪、换盆、定植、浇水、除草、采摘药材等。鼓励参与者在自然环境中面对面交流，锻炼动手和沟通能力(图4-9)。

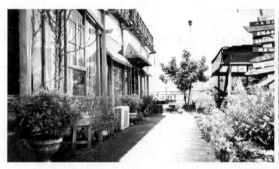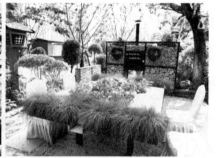

图4-9 室外园艺活动区

②室内园艺活动区 室内园艺活动区主要指的是专类园中的普通居住房间、走廊、办公场所、温室、园艺塑料大棚等，这些地方的建设初衷都是以人感到舒

适为目的,对于植物生长来说往往存在光照不足的问题,因而可以视具体情况安排一些技术培训活动。该区域为治疗对象提供一个实践操作、学习和交流的平台,在以园艺疗法师为主的指导团队的指导下进行有关园艺栽培知识的授课,对象可以学习插花、压花、制作苔藓植物微景观、制作多肉植物组合盆栽等。这种面对面实操性教学使参与者全身心投入,放下戒备,放松情绪,而且能带来收获的喜悦感,增强自信(图4-10)。

(4)运动、锻炼及游戏体验区构建

运动能缓解压力,改善心血管循环状况,减轻抑郁现象,带来生理及心理上的诸多益处。运动、锻炼及游戏体验区在设计时考虑以下几点:

①设计一个小广场,在广场周围设置相应的健身器材,以方便老年人锻炼身体。儿童的游乐场所位于广场一侧,广场上为老年人设计的棋牌区尽量一侧临水并有适当的遮阴环境。

②在场所的周边设计一条环形游步道,治疗者可自行选择游线的长短。

③设计各类材质铺装的硬质路面,供复健健身使用。

④设计适合各类养生运动(太极拳、八段锦、瑜伽等)开展的空间(图4-11)。

⑤设计亲子互动区,帮助孩子和家长建立感情,提升家庭幸福指数(图4-12)。

⑥设计相应的游戏场地,在游戏中通过身体和心理的锻炼促进身心健康。游戏体验是一种在安全、自由的空间里参与游戏并进入游戏情境中以达到康复和调节情绪的体验。该空间设在密林丛中,设计有迷廊、儿童攀岩书画墙、丛林迷宫等游戏体验。游戏体验可促进儿童表达其丰富的内心世界,在游戏中学习规则、疏导情绪,学会包容和理解,学会正确表达自己的情感,开发智力和想象力,加强对自然的学习与认知、对自我的寻找与追求(图4-13)。

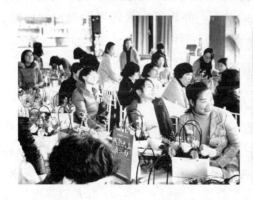

图4-10 室内活动区(插花)

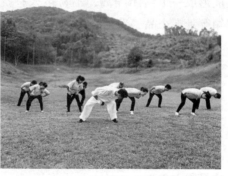

图4-11 阳光大草坪八段锦养生活动

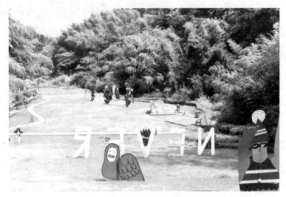

图 4-12　亲子活动场地

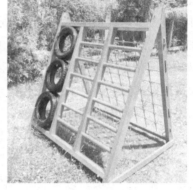

图 4-13　野外拓展训练活动

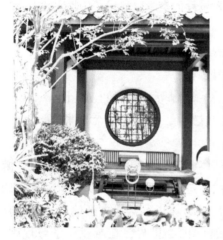

图 4-14　静思区景观营建效果

（5）静思冥想区构建

该区域主要是为参与者提供休憩、静思、放松身心、得到内心安宁的区域，参与者在这里可拥有独处的空间，适合于压力较大的人群用来放松身心。冥想区内设置两类场景供欣赏：一类是亲水景观；另一类是利用植物环绕营造的封闭景观（图4-14）。空间内可设置水景及亲水平台，为参与者提供与水进行互动的机会，水体中种植荷花、泽泻、千屈菜、美人蕉、藻类等各种水生植物，形成步移景移的景观。在水池旁的绿地上栽植香樟、桃树、女贞、桂花、茉莉花、海桐、红叶石楠、月季等植物，形成复层植物景观，既能消除噪声、抗菌吸尘、招引蜂蝶，还能形成一个封闭隔离、不易被人打扰的空间。静思冥想区内可同时设计座凳、音箱等景观小品，满足游客在此处进行静坐沉思、聆听的需求。

4.3　植物景观营造

植物在园林中无论是对于空气的清洁还是对于人体健康的调节都有着重要作用。植物释放杀菌素、负氧离子，吸收空气中的有毒气体，对生态环境具有重要的改善作用；植物能够营造具不同功能的景观空间，满足不同人群的不同需求；植物具有文化内涵，给人带来意境美。园艺疗法专类园作为一个为人们提供保健和医疗场所，植物的地位更为重要。因而，在园艺疗法专类园规划中，应以园艺疗法的构成要素和功能作用为出发点，从植物种类选择、色彩搭配、气味选择、质感处理及与周围环境的关系等方面进行具有园艺疗法功能的植物景观设计，确保专类园达到保健、养生和美观的景观效果。

4.3.1 植物选择

（1）植物材料、质地的选择

植物要素是园艺疗法实施场所中最主要的设计元素。园艺疗法实施场所中植物选择应考虑以下几点：

①植物的抗性　多应用抗性强、生长健壮、管理粗放的植物，因为此类植物生长势强，参与者容易体验到植物长大、开花、结果后的成就感，让人有去挑战的愿望。一般以乡土植物为主，以期尽快适应当地的环境。

②植物的安全性　因是公共场所，所以应选择无毒、无刺、无飞絮，不易造成过敏和种子飞扬的植物。如枸骨、夹竹桃、漆树等不可选用；多选用净化能力较强的树种，如香樟、松柏类、桉树等。

③植物的保健性　不同的功能区应选择不同的保健植物。如针对老年人的活动，因其感觉器官随着年龄的增长而衰退，需要特别增加有芬芳气味或甜美果实的植物；同时，选择对高血压、心血管疾病、关节酸痛等具有辅助治疗作用的植物，如罗汉松、马尾松、雪松、银杏、薄荷等。针对儿童的游乐区域，选择能激发兴趣、增强活动欲望的保健植物，如紫薇、木芙蓉、龙爪槐、风信子、郁金香、薰衣草等。

④植物的文化性　如种植松柏来象征永恒的蕴意，种植兰花来象征高尚的情操，种植竹子来象征长寿、坚强和平安，种植梅花来作为立志奋发的激励等。

⑤植物的食用性　园艺疗法实施场所中的采摘区、农业产品创意设计区、味觉区等的植物景观设计可以选择能开花、结果的植物，如柑橘、柚子、枇杷等，供人们采摘果实，丰富活动内容。

⑥植物的观赏性　植物的花、果、枝、叶、色彩、株形、风韵、芳香气味和不同的质感等均有很高的观赏价值，能给人带来全方位的美的享受。尤其在园艺疗法实施场所中更要注重植物色彩带来的不同心理感受，如红色带来活力，黄色使人感到温暖等。花卉、树叶、果实散发的芳香气味，清新的空气，加上微风，常会产生一种"香远益清"的特殊感受，沁人心脾，令人陶醉于其中，使人放松，从而缓解压力，重获身体和心理上的健康。

（2）五行学说与植物选择

传统医学依据五行之间相生相克的原理说明人体生理、病理同外在环境之间的关系，认为五行同五脏、方位、五色、四季等存在着对应的属性关联（敖银梅，

2005)。在专类园规划设计时可以运用五行学说的原理进行植物景观元素的组合布局。

①种类选择　根据植物的种植位置以及它们的生物场产生的"气"感不同可将各种植物类归于各五行属性。同时，中医五行理论中，人体的部位与五行存在一定的对应关系，如肾部对应五行中的"水"，心对应"火"，肺对应"金"，肝对应"木"，胃对应"土"（谢祝宇和胡希军，2010）。因而，以植物本身所具有的养生保健功效为前提，通过栽植对应五行属性的植物，有利于调节人体对应部位的健康，使人们保持良好愉悦的心态（表4-3），形成一个促进人体健康且具较高观赏价值的植物景观环境。

表4-3　五行与植物种类选择

五行	五脏	位置	具保健功能的植物名称
金	肺	位于专类园西面	乔木：青桐、木瓜、白玉兰、紫玉兰、柠檬桉、罗汉松等； 灌木：罗汉松、木芙蓉、狭叶十大功劳、枸杞等； 地被及草本植物：鱼腥草、葫芦、百合、麦冬、芦苇、淡竹、络石、白睡莲、麦冬等
木	肝	设于专类园东面	乔木：樟树、女贞、臭椿、槐、垂柳、苦楝、樱桃、乌桕、杨树、栀子花等； 灌木：杨梅、南天竹、常春藤等； 地被及草本植物：芍药、决明、芭蕉等
水	肾	设于专类园北面	乔木：湿地松、榔榆、构树、樱花、木瓜、桃； 灌木：李、石楠、山茶、凌霄、多花蔷薇、葡萄、爬山虎等； 地被及草本植物：石竹、何首乌、络石等
火	心	设于专类园南面	乔木：银杏、香樟、柿、鸡爪槭、杏树等； 灌木：牡丹、木槿、连翘、葡萄等； 地被及草本植物：麦冬、姜等
土	脾	设于专类园中心方位	乔木：广玉兰、乌桕、七叶树、石榴等； 灌木：红叶小檗、火棘、海棠、玫瑰、金钟花等； 地被及草本植物：石菖蒲、马齿草、芡实等

②色彩选择　五行学说中红色的花属火，黄色的花属土，白色的花属金，绿色的花属木，黑色、蓝色、灰色的花属水；在专类园内为达到某种疗愈效果，在植物色彩搭配时可以依据其作为指导原则，以配置最佳植物景观（表4-4）。

表 4-4　五行与植物色彩选择

五行	颜色	植物配置
金	白色、银色、金色	使用白色或银色作为主要色调，使用圆形叶片植物或修剪整齐的植物
木	绿色	以绿色作为基调，可引进高耸的植物，但需保证灌木和地被植物获得光照
水	蓝色、海军蓝、黑色	以蓝色、黑色等作为主色调，进行草本植物配置。线条应明显流畅，可采用混合的颜色，鲜花和植物应散漫布置而不是成片栽植或修剪成直线形
火	红色、橙色	以红色、橙色作为植物配置主基调，因此处颜色比较艳丽，在植物种植时应留有足够的活动空间，以免显拥挤，观感性差，疗愈效果不佳
土	黄色、泥土色	以黄色作为配置基调，或种植开黄色花的草本植物，秋天有黄叶凋零观感

4.3.2　植物的艺术性、美观性设计

要考虑艺术构图的需要。植物的形状、颜色、姿态的搭配应符合大众的审美习惯，能够做到植物形象优美、色彩协调、景观效果良好，四季要有景可赏。

①植物景观组合的色彩、芳香及植株、叶、花、果的形态变化是多种多样的，但要主次分明，从功能出发，突出一个方面，以免产生杂乱感。

②植物配植与总体艺术布局协调，通过夹景（图 4-15）、障景（图 4-16）等造园手法令其与专类园中的其他景观元素相融合。

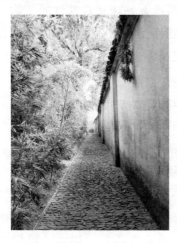

图 4-15　夹景

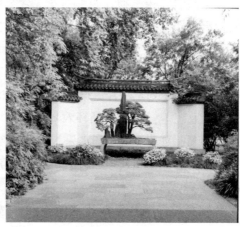

图 4-16　障景

③在景观和活动集中的地段，要考虑四季景色的变换。

④注重植物本身的美感，充分发挥植物的形、色、味、声效果。

⑤考虑植物景观的整体效果，常绿与落叶树种间植，乔、灌、草比例协调。

⑥色彩对比不宜过于强烈，注重调和，体现柔和、平静、舒适的气氛。

4.3.3 针对不同对象的植物选择案例

4.3.3.1 针对儿童群体的基于五感的植物配置模式

（1）基于视觉的植物配置

在儿童公园中运用植物迷宫模式，在提高吸引力的同时增强趣味性。在植物选择方面，可选择耐修剪的绿篱类植物，如红花檵木、金叶女贞等，形成垂直绿墙；利用灌木和小乔木丰富垂直绿化，与藤蔓植物相结合，同时充分利用植物花色、叶色等，起到视觉观赏效果。

（2）基于听觉的植物配置

儿童公园整体氛围应趋于动态性，适当地加入动物如鸟类的互动，能够使动态效果有明显提升。有研究发现，绿地面积越大，生物群落就越丰富，鸟类品种也将更为复杂。因此，在儿童公园设计中可尽量增大绿地面积，在绿化带中设置多样性的植物景观，多栽种浆果和坚果类乔木、灌木等吸引鸟类。此外，可用园林废弃物打造"昆虫旅馆"，吸引昆虫入驻。多数昆虫喜欢低温和高湿的地方，"昆虫旅馆"可设置在荫蔽处，如水池边、花丛边等。

（3）基于嗅觉的植物配置

芳香类植物能够很好地刺激儿童的嗅觉器官，放松身心。在植物选择方面，可适当配置不同的气味植物，如茉莉花、含笑等具有香味和观赏性的植物，除从视觉上营造出不同色彩外，还能提高儿童的嗅觉感受。但不可过度选择配置芳香植物，有些芳香植物香气过分浓郁会对人体造成伤害。

（4）基于味觉的植物配置

可在儿童公园中划定一片区域打造"一米农场"，利用其在育苗和种植方面的优势，结合滴灌系统等，建立微循环农场。根据不同的季节和当地物候，在农场中栽种黄瓜、葡萄、草莓等蔬菜和水果，让儿童参与种植及采摘过程并感受到乐趣，同时帮助儿童了解植物相关知识，引导儿童分享和协作。

（5）基于触觉的植物配置

儿童公园可设计一些丛林式封闭空间，选择触感强烈或者具有某些特征的植物供孩子探索和挑战，如含羞草类，碰触叶子会合闭等。同时，可构建微型科普教育园，开展野外讲解、植物挂牌等活动，由儿童亲身参与，使其获得更多的乐趣，对植物也更为了解。

4.3.3.2 针对老年人群体的植物景观营造

(1)选择有指示、引导作用的树种

重点选择乡土植物，同时加强芳香植物的选择，如桂花、蜡梅和紫薇等，通过香味刺激老年人的嗅觉，愉悦老年人的身心。色叶树种可选择银杏、紫叶李、五角枫、鸡爪槭、金叶连翘等，帮助老年人辨别方向。

(2)选择既美观又实用的树种

在老年人活动区宜选择树体高大、夏季有良好遮阴效果、冬季能使场地有充足阳光的落叶大乔木，如槐，并配以少量的观赏花卉、草坪和草花等。切忌选择易招致病虫害的植物。

(3)选择对老年人安全的树种

考虑到老年人的安全，忌选择有毒、有刺、有飞絮、容易引起过敏的植物。如夹竹桃其各个部位都含有毒素，杨柳在春季会产生大量的飞絮容易飘入眼睛里或引起部分人群过敏，月季等有刺植物容易刺伤老年人。这些植物会对老年人的健康造成危害，因此不宜种植。

(4)选择有益健康的树种

宜选择一些对老年人身心健康有益的保健树种，如银杏、柑橘等。也可以选择一些具有杀菌能力和药用价值的植物，来净化活动区的空气，从而为老年人提供一个舒适的活动空间。

(5)避免绿色污染(植源性污染)

松、杉、柏等中的一些针叶树种和臭椿属、杨属、柳属、栎属和胡桃属等对老年人尤其患哮喘、支气管炎的老年人带来伤害的树种，在选择中注意避免。

4.3.3.3 针对阿尔茨海默病群体的植物景观营造

(1)针对早期患者

早期的患者可实际参与园艺治疗活动，植物材料可选择不同质地、色彩的植物，以增加感官刺激。选择富东方文化色彩的香味植物，如白兰花、含笑、桂花、米兰等，可以勾起长者对往事的回忆。

(2)针对中期患者

中期患者较喜欢游走，可栽种能刺激触觉的植物于高架式花槽边。薄荷等香草也十分合适，让患者搓揉叶片，闻闻香味。除了地面和平面摆设外，吊篮能提供全方位的视觉效果，植物选择牵牛花、猪笼草等。鉴于患者往往容易走失，视觉又特别容易受到强光的影响，因此园区需要有高大的树篱，园区小径要能回到出发的地方，而植物之间的安排要能避免强烈的光线反差。

（3）针对晚期患者

晚期患者活动能力减退，可参与被动性的园艺治疗活动，应注重感官刺激。患者可以悠闲地坐在庭园，闻闻花香、摸摸不同质地的感官植物，感受不同的感官刺激。患者可能会将植物放入口中，选择植物时需要留意是否有毒，以免误食。另外，避免选择有危险的植物，如有刺植物。栽种数量合适的感官植物也是很重要的，以避免感官刺激过多或过少。

4.3.4 养生保健型植物群落的建立

芳香植物在康复景观中的应用形式多样，以芳香植物为主的芳香专类园、香草减压园、夜花园、盲人园等，针对不同类型的人群都可以起到一定的康复效果，其植物种类详见表4-5。欧美、日本、韩国等地还将芳香植物作为经济作物大面积栽培，利用大面积种植而形成的壮丽田园景观效果使芳香植物庄园发展成为观光旅游胜地，如玫瑰园、薰衣草庄园、柑橘园。通过芳香旅游，在愉悦的游览过程和芳香体验活动中，也能够促进人体健康（图4-17）。

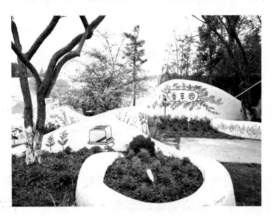

图4-17 香草园

表4-5 保健植物景观中常用的芳香植物种类

科　名	植物名称
柏　科	侧柏、龙柏、圆柏、铺地柏、北美香柏、刺柏、杜松
杉　科	水杉、落羽杉、柳杉
松　科	马尾松、雪松、油松、华北落叶松、云杉、黑松、西伯利亚红松、樟子松
豆　科	刺槐、黄檀、龙爪槐、毛刺槐、紫穗槐、香豌豆、槐、紫藤、合欢、银荆
蜡梅科	蜡梅、夏蜡梅、'素心'蜡梅
楝　科	苦楝、香椿、米仔兰
木兰科	鹅掌楸、广玉兰、山玉兰、白兰、白玉兰、深山含笑、含笑、乐昌含笑、二乔玉兰、辛夷、厚朴、夜合花、紫玉兰
木犀科	连翘、迎春、白蜡、流苏树、女贞、油橄榄、连翘、小叶女贞、黄馨、木犀、金桂、云南黄素馨、小蜡
蔷薇科	野蔷薇、月季、玫瑰、梅、枇杷、郁李、稠李、紫叶李、日本晚樱、桃树、山楂、榆叶梅、苹果、杜梨、黄刺玫、珍珠梅、绣线菊、树锦鸡儿

（续）

科　名	植物名称
芸香科	柑橘、柚、柠檬、胡柚、金橘、红千层、九里香、代代花、枳、花椒、胡椒木
樟　科	桢楠、黑壳楠、天竺桂、香樟、油樟、樟树、月桂树、浙江樟、阴香、山鸡椒
忍冬科	猬实、忍冬、郁香忍冬、金银花、日本珊瑚树、香荚蒾、金银木、糯米条、接骨木、七子花、琼花
山茶科	山茶、茶梅、厚皮香、油茶
金缕梅科	金缕梅、蜡瓣花
茜草科	栀子、小叶栀子
海桐花科	海桐
唇形科	薰衣草、迷迭香、罗勒、鼠尾草、香蜂草、薄荷、留兰香、百里香、粉花香科、一串兰、牛至、紫苏、筋骨草、碰碰香、神香草、藿香
菊　科	孔雀草、艾蒿、银蒿、滨菊、大丽花、万寿菊、孔雀草、短舌匹菊、雪艾、银香菊、蜡菊
石蒜科	水仙、晚香玉、文殊兰、蜘蛛兰
石竹科	美国石竹、香石竹、石竹
紫茉莉科	紫茉莉
龙舌兰科	晚香玉、凤尾兰
百合科	玉簪、风信子、百合吉祥草、葡萄麝香兰、麝香百合、铃兰、萱草、郁金香
漆树科	清香木
瑞香科	瑞香、结香
千屈菜科	散沫花、黄荆
桃金娘科	白千层、大叶桉、柠檬桉、蓝桉、香桃木
茄　科	夜来香、夜香树、大花烟草
夹竹桃科	黄蝉、络石、白花夹竹桃、红花夹竹桃、鸡蛋花、狗牙花
五加科	鹅掌柴
兰　科	兜兰、虎头兰、蕙兰、墨兰、寒兰、剑兰、春兰
天南星科	香叶石菖蒲
禾本科	柠檬香茅
睡莲科	睡莲、荷花
牻牛儿苗科	豆蔻天竺葵、香叶天竺葵、驱蚊草

4.4　园路与设施设计

在开展园艺疗法实施场所规划设计的全过程中，必须要充分考虑使用对象实际的需求。为了能够保证园艺疗法活动参与者在使用时的私密性与安全性的整体要求，必须要构建合理的园路系统和设施设备。

4.4.1 园路规划设计

参与园艺疗法的群体，基本以病患或者亚健康人群为主，如手术后恢复阶段的病人、残疾人、精神病患者、老年人等，这部分人群自身的自理及反应能力都相对较弱。由此，园路在规划设计的过程中必须要充分考虑使用者的安全性、舒适性及健康性，具体如下：a. 对各个分区在正常道路设置的前提之下进行无障碍通道的设计，路面应用防滑材料来进行铺设，道路铺装上保证接缝处平滑无缝（图4-18）；b. 园路材质的颜色或者铺装的使用，色彩感要稳重，颜色太浅会引起反射现象，造成使用者心里的不适；c. 需要在道路的两边装设扶手及栏杆并砌路牙（图4-19），从而保证行动不方便的人群能够顺利地应用无障碍通道；d. 坡道的坡度不应大于1∶12，如果某个区域的坡度相对较大，则应该加设无障碍电梯，保证使用人员能够在特殊的环境当中进行正常的运动；e. 在选用1∶12坡度时，每段坡道最大高度限定为0.75m，水平长度为9m，若坡道高度大于0.75m，可在坡道中间设置宽度为1.5m的休息平台，有条件的话，将坡度做成1∶16或1∶20更为理想、安全和舒适；f. 轮椅坡道应设置成直线形、"L"形和"U"形的形式，避免设计成圆形和弧线形以防止轮椅使用者因重心倾斜而摔倒；g. 游步道的节点位置应有不同用途的开放空间、半开放空间及私密性空间，以满足使用者的不同需求；h. 在园路的设计过程中，充分考虑园艺疗法参与者疲惫时的休息需求，设置更多的休息设施，为人们提供更好的停留、交流、欣赏和感受自然美景的空间；i. 在园路的边缘地带种植一些芳香植物，释放对人体健康有益的物质。

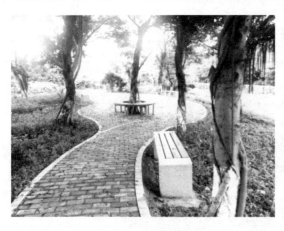

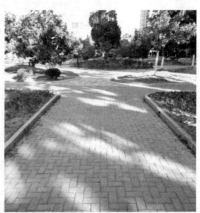

图4-18 路面防滑材质   图4-19 路旁砌路牙

4.4.2 服务设施设计

整个场所当中的休闲设施、健身设施、指示标志及其余的服务设施必须充分考量使用人员自身的需求，尽可能通过人性化的设置及布局让使用者更好地体验到场所对人的尊重。具体如下：

（1）休闲设施设计

休闲设施主要以路边座椅、休憩景亭、廊架等为主，其中以座椅数量最多，休憩景亭和廊架作为景观节点提供休息、交流的空间。可在园区中的合适位置适当增加该类设施，以满足人们休息的需求。

座椅周围环境应注重私密空间的营造，创造围合感。置于空旷空间的休闲设施会让人觉得不踏实，人们更倾向于围合感比较强的空间氛围（图 4-20）。座椅有些是单独点缀在空间环境边缘处，有些依附于景亭存在（图 4-21），创设出了满足不同需求的休息、交往空间。座椅的长度要能供两三个人同时就座。有些座椅按照适宜交谈的距离随意摆放在阳光下，有些座椅则设置在常绿或者落叶大乔木树荫下等比较私密的空间，以保证夏天遮阴，冬天有阳光。座椅主要以石材与木质座椅为主。研究表明，大多数人更喜欢木质的休息设施，其他材质会让人觉得缺乏亲和力，且冷热程度随着环境条件的改变变化较大，不适宜大量使用。座椅要设计为圆润的样式，而且在尖角的部位必须要设置防护设施，避免使用者在使用过程中产生各种意外而受到伤害。

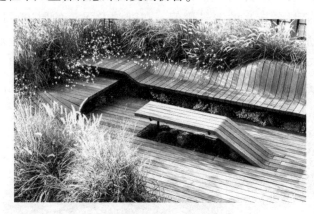
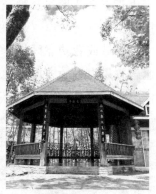

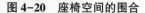

图 4-20　座椅空间的围合　　　　　　图 4-21　座椅依附景亭存在

（2）健身设施设计

园艺疗法实施场所建设的出发点就是基于人们的健康角度考虑，所以对健身设施及其周边景观也有严格的要求，在保证园艺疗法参与者锻炼身体的同时，能充分享受优美的景观环境。健身设施一般包括室内健身设施和室外健身设施两种，此处就室外健身设施建议如下：提供专门的健身场地及健身林道；健身器材应不同于人们所理解及一般看到的扭腰器、牵引器等活动设施，可以为森林吊床，材质以棉绳网式、尼龙网式及涤棉式等为主。健身场地一般以满足自然享受为主，地面以大面积草地为主，供不同的对象选用。使用对象可躺在吊床上看书、晒太阳、呼吸周边高浓度的空气负离子，还能欣赏优美风景(图 4-22)。

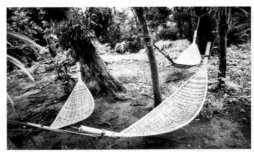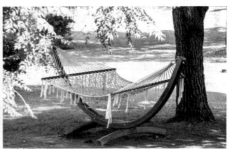

图 4-22　森林吊床

（3）其余服务设施设计

在进行疗愈景观设计的全过程当中，石与水是必不可少的自然元素。水本身作为造景元素，不仅具有净化空气及调节温度的基本功能，而且其本身对于更好地提升空间整体的舒适度与灵动感也具有重要意义。利用水体的垂落、喷涌及流动可以更好地进行水文景观的营造，呈现出动态的整体循环(图 4-23)。石头由于丰富的形状及种类而具备较高的造景价值，在湖泊及溪流的周边可以应用石头来制造驳岸，从而最大限度地体现出整体的自然风貌。针对落差相对较大的区域或者功能区域，可以应用太湖石来堆砌假山，一方面能够更好表现出遮蔽效果；另一方面，通过假山与水体的密切结合，能够体现出动静皆宜的整体感官体验。

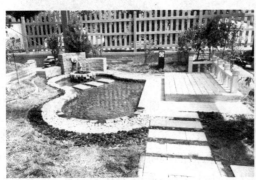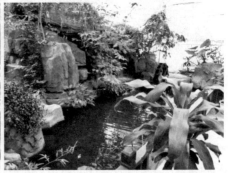

图 4-23　水景设计

音乐疗法作为一种艺术疗法，与园艺疗法结合使用，效果相当明显。可在一些丛林中或园路周边的植物景观中设置音乐播放器，或者在水景环境中设置音乐设施，播放舒缓的轻音乐，舒缓人的心情。需注意的是，这样的音乐设施应该协调整体景观环境，安置在比较隐蔽的区域，避免破坏景观环境的整体美观性（图4-24）。

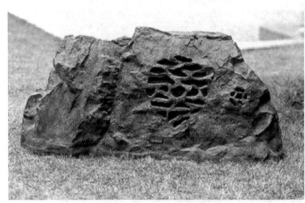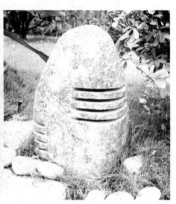

图4-24 户外音乐设施

4.4.3 园艺活动设施设计

对园艺疗法室内外活动区所需的设备、器材等做合理规划，在园区内建立统一的管理策略。以室外空间为例，应选择光照充足、水源充沛的开敞空间作为园艺疗法活动的场所。园艺活动的前期应准备好种子、植株及盆景等园艺植物，以便随时展开活动。配备如铲子、铁锹、剪刀、喷壶、盆器等基本工具，以便园艺操作活动的进行。还需提供休息、喝茶、交流的场地以便参与者休息。此外，设置高度不同的植物种植池，既能使景观更有空间感，又满足了使用者的不同需求。

（1）抬升种植床

种植床可以是单面操作形式即依墙或篱笆而建，也可是四面操作形式，即独立的种植床（图4-25）。在种植床建造时要注意安全，避免由于内部土壤的重力使种植床坍塌。在土壤选择时尽量选择轻质人工土壤，土层的深度大约40cm。最简单快速的建造方法是将种植床高度的1/3埋在土中。

种植床一般有2种高度，分别为60cm和90cm。这些抬升的种植床主要是为老年人、腰背不好及关节炎患者准备的，他们可以在轮椅上或站着轻松地触摸到这些植物，清楚看到植物介绍牌，令他们参与园艺活动的愿望得以实现，享受和普通人一样的生活。

抬升种植床的尺寸要求见表4-6所列。

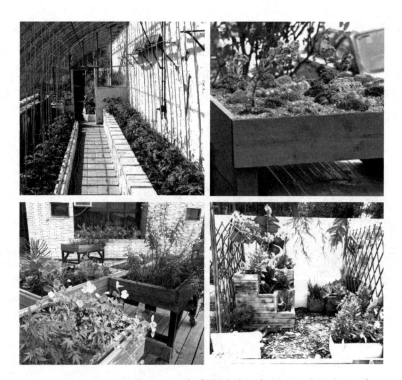

图 4-25　各类抬升种植床

表 4-6　抬升种植床规格尺度要求

设施部位	尺寸规格要求
种植床高度	轮椅使用者：50~60cm（一般的抬升种植床）； 坐在椅子上作业：70~75cm（园艺桌、操作台）； 站立作业：90cm（超高的抬升种植床）； 坐地作业：25~40cm
种植床作业宽度	轮椅使用者一侧：60cm 以下； 轮椅使用者两侧：120cm 以下
用于固定的脚穴	轮椅使用者：在种植床地面基础之上横向开设深 15cm 以上、高度 30cm 的侧槽； 站立作业：在种植床地面基础之上横向开设深 15cm 以上、高度 20cm 的侧槽； 园艺桌：桌下要有 62cm 左右的空间
种植床边缘	宽度小于 15cm，如果边缘太宽，不容易接触到植物材料，作业困难，应该考虑设置把手和支撑身体的支柱； 坐在种植床边缘进行作业：种植床边缘宽度 15~20cm； 在地面上栽植：固定轮椅用的缘石高度约 10cm
园路宽度	轮椅使用者：宽度大于 90cm； 轮椅的回转空间：直径大于 160cm

（引自李树华，2011）

（2）抬升的水池和水墙

考虑到人的亲水性及园艺疗法听觉刺激效果的体现（详见本书中 3.1.2.2 相关内容），故在专类园中设置该类园艺设施。

（3）浅盘种植床

为满足不同身体状况的人参与园艺活动的需求，在园艺活动区设置下部预留空间的种植浅盘，为乘坐轮椅者提供空间，增加接近种植床的可能性（详见本书中 3.1.2.2 相关内容）。

4.5 园艺疗法实施典型场所规划设计

4.5.1 基于园艺疗法的养老院景观规划设计

（1）项目概况

疗养院是以改善外界环境作为整体性综合治疗的基础，其环境、景观质量是疗养的重要环境因素之一。因而，绿色、生态、舒适、安全的疗养场所的设计与规划研究将在今后养老院建设中变得尤为重要。本项目以生态农业与生态养老为依托，借助现代设备仪器及科技，打造集生活疗养、休闲娱乐、生态养殖于一体的科技化生态养老基地。

（2）规划设计理念

将"以人为本，传播传统孝道文化、天人合一思想"作为核心设计理念。以园艺疗法为基点，挑选具备空间氛围营建及保健作用的植被作为疗养植被，注重营建可持续发展的生态保健植被群落，掌握植物共生、循环和竞争的原理，构建一个和谐、有序、稳定且能长期共存的复层混交立体植被环境。

（3）设计原则

①文化性原则　在园区中，农业生态旅游规划设计要尽量保持农业生态旅游资源的原始性和文化性。不仅要保护自然的原始韵味，而且要注意对当地传统文化的传承与保护。

②生态性原则　生态是景观规划设计永远的主题，要将循环经济和可持续发展的生态理念应用于规划之中，充分挖掘土地潜力，增加土地利用率，使规划区生产、生活、生态完美结合。

③特色性原则　特色一：设置康复疗养院、老年人大学、公寓、医院、戏院等齐全的配套设施。特色二：安保设施齐全。设置无障碍通道、健康按摩小路、专用厕位、无障碍观光电梯等，同时设置心理咨询室，从身体和心理两个方面双重保护老年人的健康。特色三：先进的净水、排水系统，以实现水利智能化、零

污染排放。特色四：以人为本。园区的设计以老年人的健康和生活为主，无论是基础设施还是景观设计，处处体现以人为本的特点，体现人文关怀。

④健康性原则　具备康复疗养的功能。无论是温泉疗养院、生态养殖区，还是健康生活区，无不从健康性原则出发，力图达到净化景观空气、舒缓心理压力并最终使人们身心平衡的目的。

(4) 分区规划

根据场地环境和规划定位，将园区分为四大部分：养老公寓、疗养保健院、高科技现代农业生态园、其他项目建设。将这四大部分按功能分为以下 9 区：入口广场区、康复疗养区、健康生活区、温泉疗养院、休闲娱乐区、疏林草地区、生态养殖区、有机种植区、风情垂钓区。

①入口广场区　设置树阵广场、花坛、花境，并配套一系列的灯光照明系统及健身器材。大面积的广场不仅为老年人提供了足够的空间进行室外活动，如跳广场舞、晨练等，而且可以成为人们饭后休息的场所，增进老年人的社交。

②康复疗养区　此区域设置了疗养院和养老院，同时设置了老年人大学、康乐中心、会议接待处、医院、职工宿舍等，基础设施齐全，·从学习、医疗、心理健康等方面全方位地服务于老年人。

③健康生活区　健康生活区为康复疗养区的重要部分，主要包含了公寓、疗养用房、康复用房，为集护理、疗养、康复中心、住宿于一体的养老中心，以提供养老服务为重点，设备完善。

④温泉疗养院　温泉中含有丰富的天然矿物质，其中的碳酸钙对改善体质、恢复体力有一定作用；丰富的钙、钾等成分对改善心脑血管疾病，治疗糖尿病、痛风、神经痛、关节炎等均有一定效果；硫黄泉可软化角质；含钠元素的碳酸水有美化肌肤的作用。

⑤休闲娱乐区　此区域设置了大量的健身器材和休闲桌椅、张拉膜等，主要是满足老年人的生活娱乐需求；种植了大量的花卉、树木等，满足老年人赏花、赏景的需要；还有茶座、石桌椅，满足老年人下棋品茶需要。

⑥疏林草地区——园艺疗养区　此区域有大量的树木和草地，可以为参与者提供良好的小气候环境、新鲜的空气及舒适的温湿度。选用经济植物品种，既供游客欣赏，又具有经济效益。该区域在景观多样性、亲和力强、声效奇特、园艺野趣 4 个方面，从听觉、视觉、味觉、嗅觉、触觉营造感受大自然的温馨而亲切的浓郁田园气息，为进行园艺疗法实践活动提供场所。

⑦生态养殖区　此区域主要是养殖奶牛、山羊，满足人们的日常需求。考虑到动物易传染疾病及产生异味等因素，应将此区域设置在下风口。

⑧有机种植区　可以增加人们采摘后的喜悦感。此区域主要种植一些有机果蔬和奇花异果，不仅供游客欣赏，体验农业劳动和采摘的乐趣，而且能够带动经济发展，实现创收。

⑨风情垂钓区　风情垂钓区主要是以垂钓为主。饲养了观赏鱼以供观赏，还饲养了鲤鱼以供人们食用；湖心岛设置了茶室，种植了樱桃、樱花等园林景观树种，还设置了亲水平台及木栈道供人们赏景、散步之用。呈现出"杨柳依依、绿水盈盈、鱼儿水中欢"的水乡景观。

4.5.2　园艺疗法视角下的休闲农业园规划设计

（1）项目概况

伴随我国城市化建设的不断推进，人们的生活压力越来越大，健康状况越来越不容乐观，人们对于回归自然的渴求日益强烈。休闲农业园为人们提供一个放松心情、缓解压力的场所，将园艺疗法和休闲农业园进行有机结合，可以有效恢复人们的身体和心理健康。

（2）规划设计理念

在对休闲农业园进行规划设计时，以人和园内景观的统一、和谐为出发点，其主题定位为"走进大自然，体验大自然"，以园艺疗法为设计底蕴，以自然环境作为载体，以促进健康为最终目的，将园艺疗法作为实现手段，充分体现出基于园艺疗法的休闲农业园所具有的优势，为人们打造出一个亲近大自然、舒缓生活压力及恢复身心健康的休闲体验空间。此空间具备集聚性、趣味性、感知性和互动性等特征，以满足社交活动需要为理念，体现农业植物与人的互动性。最终以优美的农业景观、优越的生态环境和舒缓的乡村生活氛围为基调，结合专业的健康调理途径及园艺疗法的实施，为游客提供休闲度假和健康养生的双重服务。

（3）设计原则

①生态性原则　创造恬静、适宜、自然的园区生产生活环境，提高园区景观环境质量。

②可知性原则　使用熟为人知的素材。园区中的农作物、园艺植物及各项农业设施，以及园区的铺装、照明、水体及景观小品应进行一定考虑，激起游客对环境的情感，满足人们对生活环境多样化、多元化的审美需求。多使用绿色材料，能与自然环境和谐统一，体现人文关怀。

③文化性原则　休闲度假是一种文化的体现，在满足其游憩功能的同时，不能忽略文化内涵。在园区的景观设计中应深入挖掘内在文化资源，并加以开发利用，提升园区文化品位，以实现景观资源的可持续发展。

④可适性原则　在规划设计时，通过瓜果蔬菜对空间进行划分等，体现园区的视觉感、趣味感及空间感，创建不同的空间围合类型。园区栽植设施的设计应符合不同使用人群的需求，重视游客在体验过程中的舒适性、趣味性、感官性。

⑤可达性原则　园区内应具有明确清晰的指示系统和道路系统，避免阴暗空间的设计，以视觉的简明性使人轻松确定方位，并通过有形或无形的设计元素产生一种方向感，以此引导游客。

⑥多样性原则　园区景观规划要求在旅游产品开发、旅游线路、游览方式、时间选取、消费水平的确定上，为游客提供多种自由选择的机会，在园区游乐项目选择、景观资源配置方面突出丰富性、多样性的特点。

(4) 分区规划

根据不同的功能需求，将园区规划为现代农业展示区、农耕文化体验区、乡村休闲娱乐区、水景观光区、园艺展示区、果园采摘区、植物疗养区共 7 个区域。

①现代农业展示区　区位紧邻农业园区入口处及中部区域。运用高新技术栽培各类果蔬并展示交易，内部通过合理的空间划分兼顾生产和观光两个方面的要求。在区域内设置传统农具展示让游客了解农业知识。

②农耕文化体验区　该区域将土地划分成较小的单元，园艺疗法参与者可以租赁一小块地，种植自己喜爱的农作物并定期前来养护，最终收获为租赁者所有，在过程中更直接地体验农耕活动的乐趣，收获丰收时的喜悦与成就感，以此来体现生态休闲农业园的体验性与参与性，达到园艺疗法的功效。

③乡村休闲娱乐区　主要为园艺疗法参与者提供餐饮服务与休闲娱乐项目，并且设置有满足园区日常管理办公需求的办公管理区。由于其所处地理位置及功能的独特性，因此在规划时主要运用植物景观体现生态特色，形成绿意盎然的景象。

④水景观光区　结合其周边的环境，将水景观光区设计成一块大面积水体。由水上游览区、垂钓区及沙滩排球运动区组成，为游人提供滨水景观的同时增加休闲运动的场所。在规划设计中，为了体现园区的生态主题，在水体周边种植湿生及水生植物，并结合周边的陆地植物，模拟自然湿地景观。在较开敞水域大面积种植荷花，并饲养一些观赏性强的鱼类，使整个水域生机勃勃。在水岸处设置亲水平台，让游人近距离欣赏水景。整个水景观光区不仅具有良好的景观效果，还可以产生大量的空气负离子，人们畅游其中能得到身心的舒缓、压力的释放。

⑤园艺展示区　该区域是园区提供园艺疗法相关活动的主要区域。游线组织

采用规则与自由相结合的形式，空间以开敞与封闭结合的形式划分，不仅满足人群集散的要求，也使不同植物空间有所区分。该区综合生产、观光、展示、体验几种功能。主要种植高品质的芳香型花卉，运用现代化节水灌溉及田间管理技术配合具有完备设施的日光温室进行培育。造园充分运用艺术手法，结合具有底蕴的地域特色文化的演绎与新奇花卉和盆景展示，营造出一个环境优美、舒适宜人的现代展区。参与者在此能闻到花的芳香而感到心情舒畅，还可亲自在此栽植特色植物，用亲手设计并制作的标识牌在旁边添加说明信息，供参与者观赏，满足其得到认可后的成就感。

⑥果园采摘区　果园采摘区主要布置有葡萄园、樱桃园、苹果园、梨园、橘园等，满足不同种类水果的生产与采摘。园区内设有各种丰富多彩的活动项目，植物景观配置方面也富于变化，既能突出农业景观特色，又能体现景观的季相变化。比如，在采摘区内种植成熟期不同的水果，在丰富果园季相变化的同时，延长了果园的采摘时间，满足人们不同的采摘需求。该区四周自然式地种植银杏、香樟、槐等高大乔木形成群落景观，构成果园的绿色背景。葡萄种植区内设计了环形的休闲座椅，游人可以惬意地在葡萄架旁享受休闲时光。

⑦植物疗养区　该区域主要种植保健类植物，此类植物不仅观赏价值高，更重要的是能够释放出有益于人体健康的物质，从而缓解或预防某些疾病的发生，直接地改善游人的身心健康。保健类植物的选择主要根据中国传统医学中的阴阳五行理论。这类植物主要包括经济观赏类植物、芳香类植物及颜色、药效与五行对应的植物。在五行理论的指导下，将园艺疗法区分成 5 个小的分区，分别为润肺苑、疏肝苑、养心苑、强肾苑、健脾苑，它们在各自不同的作用下相互补充、调和，使人体各功能器官在它们的作用下得到平衡，达到园艺疗法康体养身的目的。

4.6　不同人群园艺疗法实施场所设计要点

4.6.1　阿尔茨海默病康复花园设计要点

（1）康复花园选址

首先，选址时可考虑将建筑南侧作为花园，既可以保证采光以满足老年人享受户外休闲和阳光的需求，又能够使建筑围绕花园满足不同室内功能的同时让病人看到花园的风景。其次，为满足康复花园丰富的植被覆盖率，要确定场地土壤是否肥沃、水资源是否充沛，能够保证场地内观赏植物与农作物都能够具备良好的生长环境。最后，充分考虑患者方向感降低容易迷失的问题，尽可能选择环形空间，但环形空间对场地面积要求较大，所以需确保足够的场地面积。

（2）空间布局设计

应以视觉原理为基础保证花园空间的可视性。花园功能分区明确，通过景观元素让患者更清楚地知道去了哪里。在设计中应强调交往空间的重要性，可以在景观的重要节点处建立交往空间以满足患者的沟通需求。在优美的环境中与朋友交流是有利于治疗的，但是由于阿尔茨海默病患者与普通老年人不同，他们有时不愿意与他人交流，因此，还应特别注意私密空间和半私密空间的设计，使他们能够独处或与看护者待在一起，但也要注意不要离主路或广场太远，避免突发症状使患者不能得到及时治疗。

（3）交通流线设计

阿尔茨海默病康复花园的交通流线应清晰、简洁、有序、合理，便于患者从一个空间进入另一个空间。康复花园内需要多种尺度的、精心设计的道路系统，外围区域注重机动车的通行，内部空间满足老年人以步行为主、自行车和电瓶车出行为辅的使用需求。花园内以路宽2~4m的二级步行道路为主干线，注意宅间绿地与步行道路相接的道路宽保证在1.5~2m，并使用透气性、耐久性高的材料。要确保道路的类型全面，无障碍道路、盲道、水边防护性栈道等合理设置在花园中，并尽可能以坡道解决高差问题，避免设计楼梯，以解决患者腿脚不便难以爬坡的问题。

（4）注重阿尔茨海默病患者的归属性需求设计

根据马斯洛的需求层次理论，归属感被定义为"归属和爱的需求"，它受到前几个需求的影响，为促进更高一层次的"自我实现"的重要心理需求。阿尔茨海默病患者由于其病症的特殊性而对归属感的要求更高，在康复花园设计中要充分考虑患者对花园的依赖程度，尽可能营造景观的亲切感。

（5）强调弱化治疗氛围，提高患者幸福感

阿尔茨海默病是一种起病隐匿的神经系统退行性疾病，患病者多为老年人。因此，很多老年人意识不到自己患病或不愿承认自己患病，在接受治疗的过程中不愿配合医务人员，给治疗增加难度，同时患者本身承受恐惧、被侵犯、无安全感的巨大心理压力。医院的浓郁治疗氛围不断对患者发出病情在恶化即将面临死亡的信号，所以弱化治疗氛围，营造如家般亲切的治疗环境，显得尤为重要。可以引导患者积极参与花园的植物栽培与修剪工作；设计宠物饲养空间，引导患者喂养宠物，建立主人翁角色感；重视公共空间的重要性，满足患者与医务人员交流或与病友交换康复经验的空间需求。

4.6.2 残疾者、高龄者花园设计要点

(1)路线规划

距离应短,包括乘坐公交、汽车的站点到达花园的距离,以及从停车场到公园的距离等。

(2)出入自由

进出自由包括园内所有门窗都易开关,门有门把手、钥匙等;门的大小能让坐轮椅者自由出入,禁止设立门槛。

(3)园区内各类硬件、软件设施设计

①园路 道路宽度能容纳一个障碍者、扶助人员和其他人并排行走;坐轮椅者可互相迎面擦身而过,可90°调整轮椅方向。道路铺装实用、安全,并且在交叉处用不同材质做好标志;草地踩踏舒适(视觉障碍者);铺装材料以便于轮椅通行为前提,并考虑耐用性,材质不要反光,不刺激眼睛;通过不同材料铺装提示视觉障碍者,让他们感知自己从一个区域移向另一个区域。不可使用的材质有大理石、沙子、轮椅会陷入的细小铺装材料。过渡区域设计可通行的坡度,长斜坡的坡度不超过5%,扶手坡度不超过8%;长斜坡还应在中间的一定距离处设立若干平地,以缓解坡度。特殊道路为视觉障碍者和坐轮椅者规划设立专门的标志、设施。

②介绍牌 清晰明快,与目视水平线同高。

③植物选择 利用增高花坛,将植物种植在参观者可用手接触的位置。种植时,应考虑人群的身高差别。如果枝条过于下垂或垂落在地,有刮伤人的危险,所以要做好树木管理。禁止使用易使人过敏或有毒的植物。

④休息场所 比普通的休息场地大,留出周转空间。座椅的选择要特别考虑老年人的情况;座椅的高度为50cm,并且固定好,避免危险状况发生;座椅应附有靠背和扶手,摆放在可晒到太阳但不被风吹的位置。有对抗意外大风的设施。

⑤遮阴设施 障碍者大多数对天气变化很敏感,不喜欢太冷或太热,因而园艺活动的场所不要设置于阳光直射处,如果必须设置在阳光直射处,则应在向阴处多设立几个休息点。

4.6.3 孤独症(ASD)儿童疗愈景观空间设计要点

(1)注重亲子间的情感特性

在进行该类空间设计时,要多考虑患儿与父母之间的情感特性,合理利用"亲"对"子"的良性影响,来改善患儿的不适应性外显行为问题和内心缺失的心理性损伤。如可在空间内设置趣味性亲子互动秋千、互动滑梯、互动跷跷板、蹦床

之类的小游戏设施，在互动玩耍时的沟通交流、亲密接触等都极大程度地为亲子互动创造了机会，提供了情感交流的场所。

（2）遵循自然且融于自然

人与生俱来便亲近自然。任何设计都应遵循自然且融于自然，尤其是对于有特殊需求的儿童而言，为他们所设计的公共空间更应该以此为前提，来指导其功能空间的设计。如在空间内营造自然、舒适又充满趣味的安全性游戏空间，该类空间既能满足自然理疗需求，又能满足亲子互动需求，是集功能与需求于一身的特殊空间。

（3）注重尺度与行为习惯

充分考虑"亲"和"子"对于空间尺度的不同需求，力求做到既能满足"子"又能满足"亲"的空间舒适感；空间围合的界面应是多样且富有创意、有节奏感的，而不是单一独调的形式，如空间高低错落、镂空处理、界面分层等营造手法；场所内的设施尺度和材料的恰当选择也是营造舒适宜人感的重要源泉，舒适的木质座椅远比生冷的钢板座椅受欢迎。在尺度的把控和空间的营造上，必须先具备安全感和亲切感，在此基础上，再做一些富有创意和视觉冲击力的设计，以满足患儿的行为需求和刺激其探索欲和求知欲。

（4）营造感官多重性体验

所谓感官多重性，就是指在不同程度不同形式上满足不同感官缺失患儿的刺激体验需求，如在同一个空间里设计既能满足视觉上对优美多彩的景色和开阔舒适空间的需求，又能满足听觉上对风雨流水声、虫鸣鸟叫声的需求，还能满足触觉上对特殊肌理的需求和嗅觉上对花草植物的芳香需求，复合多重的功能不仅能改善单个感知器官缺失患儿的症状，同时也能满足多重感官缺失患儿的需求，为患儿提供了多层次的感官体验空间，为其感觉缺失症状的减轻以及生理及心理的修复治愈提供场所。

（5）游乐设施色彩及光影设计

依据 ASD 患儿自身的特殊性和年龄特性，为他们所设计的空间颜色应尽可能以自然纯色为主，此外，还可设置彩虹墙、彩虹跑道等，极大程度地刺激他们的感知觉，以便唤醒其相应的身体机能帮助其康复。

在进行亲子互动理疗景观空间设计时，合理地运用光影变幻，一方面能使空间更加丰富灵动，增加亲子互动的可能性；另一方面可激起患儿的探索求知欲，有效缓解其兴趣狭隘的症状。如可将传统皮影戏进行放大化设置于空间内，设置有趣的图案，由亲子互动表演，在增加游戏趣味性、激起患儿好奇心的同时，也在一定程度上提升患儿的身体机能和社会技能，极大程度地改善其不适应性行为。

小　结

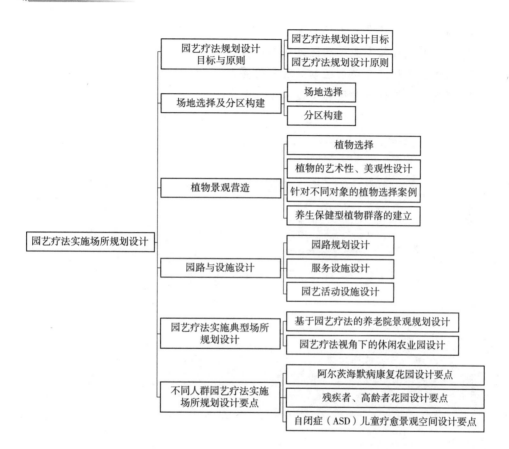

- 园艺疗法实施场所规划设计
  - 园艺疗法规划设计目标与原则
    - 园艺疗法规划设计目标
    - 园艺疗法规划设计原则
  - 场地选择及分区构建
    - 场地选择
    - 分区构建
  - 植物景观营造
    - 植物选择
    - 植物的艺术性、美观性设计
    - 针对不同对象的植物选择案例
    - 养生保健型植物群落的建立
  - 园路与设施设计
    - 园路规划设计
    - 服务设施设计
    - 园艺活动设施设计
  - 园艺疗法实施典型场所规划设计
    - 基于园艺疗法的养老院景观规划设计
    - 园艺疗法视角下的休闲农业园设计
  - 不同人群园艺疗法实施场所规划设计要点
    - 阿尔茨海默病康复花园设计要点
    - 残疾者、高龄者花园设计要点
    - 自闭症（ASD）儿童疗愈景观空间设计要点

自主学习资源库

https://weibo.com/p/23041877cc3ccb0102vetl? mod = wenzhangmod 园艺疗法在疗养院花园中的应用

http://m.sohu.com/a/234728392_671828/? pvid = 000115_3w_a 农业+疗养的园艺疗法园规划设计

http://www.sohu.com/a/207862053_659749"园艺疗法专类园的规划设计"

http://www.sohu.com/a/218326115_275605 用触觉和嗅觉建造绝美花园

https://www.sohu.com/a/326520779_275605 英国森林幼儿园

思考与练习

1. 简述园艺疗法专类园规划设计的目标及原则。
2. 简述园艺疗法专类园功能分区的设置要点。
3. 简述园艺疗法专类园植物景观配置要点。
4. 简述园艺疗法专类园各类设施设计要点。

参 考 文 献

GILMAN E，1992. Horticuture：Nature's therapy [J]. New Jersey Outdoors(Fall)：4-5.

敖银梅，2005. 阴阳五行学说在蒙医学中的运用述略[J]. 中医药学刊(3)：427-428.

陈国菊，赵国防，2009. 压花艺术[M]. 北京：中国农业出版社.

崔瑞芳，俞益武，孟明浩，2012. 基于园艺疗法休闲农业园设计的探讨[J]. 浙江农业科学 (4)：587-591.

戴继先，2002. 自然干燥花生产与装饰[M]. 北京：中国林业出版社.

丁钰，2017. 园艺疗法在老年社区景观设计中的应用[J]. 现代园艺(4)：122-123.

樊建霞，2015. 我国园艺疗法的发展现状及展望[J]. 现代园艺(2)：27-28.

顾文芸，路海兰，2016. 基于园艺疗法的文化养老方式的探讨[J]. 美与时代(城市版)(3)：69-70.

郭毓仁，王靖雯，2000. 唐氏症患者在园艺训练上之表现[J]. 中国园艺，46(4)：443-449.

胡艳阳，2019. 基于园艺疗法的洛阳东花园休闲农业园总体规划[D]. 洛阳：河南科技大学.

华新，2018. 插花艺术在园艺疗法中的应用[J]. 中国花卉园艺(7)：28.

黄晓旭，马博涵，张丽芳，等，2018. 园艺疗法在园林与旅游学院在校大学生心理健康状况改善中的应用探索——以河北农业大学为例[J]. 河北林业科技(4)：14-17.

黄云玲，2012. 园林植物栽培养护[M]. 北京：中国林业出版社.

黄云玲，2013. 园林苗木生产技术[M]. 厦门：厦门大学出版社.

黄云玲，2018. 插花与花艺设计[M]. 北京：中国林业出版社.

李鹏飞，刘欣，周鑫，等，2016. 基于园艺疗法的养老院景观规划设计研究——以沈丘县生态养老基地为例[J]. 林业调查规划(4)：125-129.

李树和，刘峰，王灿，等，2013. 针对不同人群解析园艺疗法的实践效果[J]. 园林(11)：18-22.

李树华，2011. 园艺疗法概论[M]. 北京：中国林业出版社.

李玉芝，陈亮明，2016. 基于园艺疗法的植物景观设计研究[J]. 绿色科技(3)：142-143，145.

林松阳，2016. 园艺疗法对初中生疏离感的干预研究[D]. 杭州：杭州师范大学.

刘博琪，2018. 基于园艺疗法理论下的康复景观场所设计及实操分析[D]. 武汉：华中农业大学.

刘博新，严磊，郑景洪，2012. 园艺疗法的场所与实践[J]. 现代园林(2)：5-13.

刘睿琦，叶喜，王国贤，2019. 基于园艺疗法的阿尔茨海默病康复花园景观设计研究[J]. 锦州医科大学学报(社会科学版)，17(3)：51-53.

路海兰，2018. 基于园艺疗法的老年人园艺活动设计及效益评估[J]. 城市建筑(17)：85-87.

马炜梁，王幼芳，李宏庆，2009. 植物学[M]. 北京：高等教育出版社.

唐飞勇，2016. 基于园艺疗法的居化区康复花园植物景观营造[D]. 长沙：中南林业科技大学.

万柯，2019. 基于园艺疗法的城市青年亚健康康养花园设计研究与应用[D]. 绵阳：西南科技大学.

王洛，2012. 休闲农业园园艺疗法设计[J]. 中国乡镇企业(8)：46-48.

王青，2010. 园艺心理疗法作用及应用形式[J]. 中国园艺文摘(4)：164-165.

王玮，周武忠，2015. 美国园艺疗法的发展[J]. 世界农业(11)：201-204.

武倩倩，2018. 园艺疗法视角下的休闲农业园设计初探[J]. 华中建筑(2)：43-46.

谢晨，2018. 基于园艺疗法的植物色彩疗法探究[J]. 艺术科技(11)：233，251.

谢祝宇，胡希军. 2010. 基于风水理念的园林景观植物气场营造[J]. 中南林业科技大学学报(社会科学版)(6)：76-79.

杨森，2013. 疗法对老年人身心健康的影响[D]. 泰安：山东农业大学.

姚笛笛，2019. 基于五感的儿童公园植物选择与配置探讨[J]. 居业(7)：53，55.

姚岚，张仕琴，2019. 园艺疗法在培智学校的应用探索[J]. 现代园艺(2)：208-209.

应锦凯，1999. 压花与干花技巧[M]. 北京：中国农业出版社.

张鸿，2014. 园艺疗法应用于休闲农业园的规划设计初探——以德阳市黄许镇休闲农业园为例[D]. 雅安：四川农业大学.

张兰，2019. 儿童孤独症亲子互动理疗景观空间设计研究[D]. 秦皇岛：燕山大学.

张秋实，2018. 国外园艺疗法学科体系建设及对中国的启示[J]. 世界农业(10-11)：177-182.

张艳，2013. 园艺疗法对高中生希望感干预研究[D]. 上海：华东师范大学.

附录•———————
园艺疗法实践活动

实训目标

本部分的实训目标是要求能掌握园艺疗法室外活动的内容及活动方式，并运用相关的园艺基础知识和基本技能，熟练利用各类器具材料、仪器设备，针对相关类型的人群进行有目的有步骤的园艺疗法实践，熟练各种园艺疗法活动的操作步骤、注意事项并能有条理地进行组织实施。

具体为：会组织实施各类室外园艺疗法活动；能进行各类园艺疗法活动的具体实施；会运用各类所需的器具、材料；能判定各类园艺疗法活动所适合的人群。

组织形式

1. 小组配合完成与教师指导相结合。
2. 安排校内实训基地作为教学场所。

考核标准

1. 采用过程考核与项目作业评价相结合的方式，注重实践操作、项目报告撰写及汇报交流等环节的评价。
2. 注重职业素养的考核，如器具、材料的使用收拾和实践后场地的整理等，特别强调团队协作能力的考核。

3. 具体考核指标如下：

序号	项目类型	考核内容	分值(分)	比例(%)
1	平时成绩	出勤、职业素养等	10	10
2	实训任务成绩	实训操作的考核	70	70
3	实训总结报告成绩	实践报告的撰写及汇报交流	20	20
4	总　计		100	100

第一部分　室外园艺疗法活动

实训 1　植物种子播种（苗床、穴盘）

一、目标

熟悉苗床播种育苗和温室盆播育苗的整个过程，掌握播种的关键技术与操作管理。通过实训，体会到实践活动给人带来的园艺疗法效果。

二、用时

45~60min。

三、适合对象

残疾人、亚健康人群、健康人群。

四、材料与工具

1. 材料

（1）种子：多花木兰（10~12g/㎡）、紫穗槐（15~18g/㎡）种子。穴盘育苗种子：波斯菊'奏鸣曲'（混色、粉色、胭脂红）；醉蝶花'皇后'（淡紫色）；一串红'红霞'（红色）；鸡冠花'世纪'（玫瑰红、杏黄白兰地）；牵牛花'海市蜃楼'（紫色、中度蓝）。

（2）土壤消毒药剂：5g/L（0.5%）高锰酸钾、多菌灵1000倍液、代森锌800~1000倍液等。

（3）其他：有机肥、培养土、无纺布、塑料薄膜、塑料标签牌。

2. 工具

锄头、耙子、铁锹、木板条、网眼筛、喷水壶、电子天平、量筒、压力喷壶、剪刀等。

五、实施过程与步骤

播种方法有苗床播种与穴盘播种两种。绿化苗木多以苗床播种为主，播前要仔细整地。播种方式因种子大小而异，大粒种子点播或条播，细小种子宜撒播。覆土厚度也取决于种子的大小，覆土厚度一般是种子直径的2~3倍。

1. 苗床播种

苗床整理→消毒(5g/L高锰酸钾)→播种→覆盖→喷多菌灵1000倍液→播后管理。

(1)苗床整理：施基肥→土壤翻耕→整地(平、碎、匀、纯)→镇土。

(2)消毒：苗床整理后，如果土壤比较干，先用清水将表土浇湿(土壤本身比较湿时，可省略这一步)，然后将稀释成5g/L的高锰酸钾溶液用喷雾器均匀喷于表土，后用塑料薄膜覆盖密封，暴晒1周左右。

(3)播种：细粒种子用撒播法，中、大粒种子用点播法或条播法，覆土。

(4)覆盖：覆土后上覆一层稻草或麦秸。

(5)喷多菌灵1000倍液：用细孔喷壶喷洒。

(6)播后管理：浇水(多次少量)→揭覆盖物→间苗(叶不达叶)。

2. 盆播育苗

每人50粒种子。

培养土准备→容器填土→镇土→播种→培养土消毒→覆盖→播后管理。

(1)培养土准备：德国斯康得泥炭土S230∶沙子∶有机肥=5∶3∶2。

(2)容器填土：用瓦片盖住盆底排水孔，下层填入1/3厚碎瓦片或粗沙砾，中层填入约1/3厚筛出的粗粒培养土，上层填上播种用培养土，约1/3厚。

(3)镇土：填好盆土后，用木板条将土面压实、刮平，土面距盆沿2~3cm。

(4)播种：细粒种子采用撒播法。为防止播种密度过大，掺入细沙与种子一起混播。用细培养土覆盖，以看不见种子为准。中、大粒种子用点播法，播后覆土。

(5)培养土消毒：用多菌灵1000倍液、代森锌800~1000倍液消毒。

(6)覆盖：盆面上覆盖玻璃或报纸，置于荫棚下，减少水分蒸发。

(7)播后管理：维持盆土湿润，干时仍用底部浸水法浇水，幼苗出土后逐渐移于光照充足处。

六、注意事项

(1)露地播种时，土壤要求细致平坦、上松下实。

(2)盆播填土的时候，底部要用瓦片或小石块做垫层，以利于排水。

(3)大粒种子采用点播方式，中、小粒种子采用条播或撒播；如果种子太细，可以跟基质搅拌均匀后撒播。

(4)种子播后进行覆土时，极小粒种子以不见种子为度，小粒种子覆土厚度为 0.5~1.0cm，中粒种子覆土厚度为 1~3cm，大粒种子覆土厚度为 3~5cm。

实训 2　植物栽植地整理与栽植

一、目标

进一步了解对栽植地进行土壤整理的意义，掌握土壤整理和栽植苗木的方法和技术。通过实训，体会到实践活动给人带来的园艺疗法效果。

二、用时

45~60min。

三、适合对象

亚健康人群、健康人群。

四、材料与工具

1. 材料

(1)肥料：腐熟鸡粪、厩肥、食用菌培植土。

(2)土壤若要客土，准备客土土壤，如黄心土或田泥、塘泥、泥炭土、堆肥土、腐叶土、沼泽土等肥泥。

(3)土壤消毒药剂：石灰、多菌灵、硫酸铜等。

(4)苗木：灌木地被苗、球苗、行道树苗、庭荫树苗等。

(5)支撑材料：竹竿、木条、草绳等。

2. 工具

羊镐、锄头、铁锹、斗车、钉耙、浇水壶、枝剪、手锯、小刀等。

五、实施过程与步骤

1. 土壤整理

初步平整、施肥及翻耕，在清除杂草、杂物后的地面上进行平整，平整后施基肥。

2. 植物栽植

按"三埋两踩一提苗"的程序栽植。

(1)第一埋，埋的是肥料和表土，接着放入树苗。

(2)第二埋，树苗放入后埋入心土。

(3)一提苗，在培心土到一半时，暂停培土，将树苗稍微向上提一下，目的是防止树苗窝根，影响成活和生长。

(4)踩实一，提苗后，不要立即埋土，要将已埋入的土向下踩实，目的是使树苗的根须和土壤紧密接触，尽快吸收水分和营养元素，有利于树苗的成活和生长。

(5)第三埋，是将剩下的心土埋入，一直埋到与地面平齐。

(6)踩实二，目的是使树苗树干挺直，并使树苗与土壤紧密结合，以防被风吹倒。

种植完毕后要清理场地，即清理留在现场的箩筐、苗木包装物、石块、瓦砾、植物枝叶等杂物，打扫干净地面，同时将工具清理干净后放回原位。

六、注意事项

(1)树木在栽植前要进行修剪，以减少蒸腾作用。

(2)在挖种植穴的时候，注意将表土与新土分开放，待埋土的时候先埋表土再埋新土。

(3)踩实后，在土壤表面再覆盖薄薄一层土，有利于浇水时水的下渗且保水。

实训 3　园艺植物的常规修剪

一、目标

掌握园林植物常规修剪的一般方法及技术。通过实训，体会到实践活动给人带来的园艺疗法效果。

二、用时

45~60min。

三、适合对象

残疾人、亚健康人群、健康人群。

四、材料与工具

1. 材料

乔木、花灌木、绿篱植物等。

2. 工具

枝剪、绿篱剪(长刃剪)、园艺锯、梯子、绳索等。

五、实施过程与步骤

1. 自然式修剪整形

(1)庭荫树：从四面观察树形，对影响自然树形的枝条、交叉枝条、病虫害枝条及枯枝进行疏剪。再根据树木所处的地域位置及抗风要求疏剪枝条，以提高透风能力。

(2)花灌木：根据植物种类的开花习性(花芽分化的部位、时间)，决定修剪的时间及方法。一般原则是：强度较大的修剪应放在花谢后至花芽分化前进行，花芽分化及开花期间只进行轻度修剪。强枝弱剪，可促进形成开花枝条；弱枝强剪，可促进形成粗壮的营养枝条。

2. 规则式修剪整形

（1）绿篱：根据绿篱所处的位置、植物种类、生长习性及生长势，决定修剪的时间和方法。常绿植物，根据需要一年修剪多次。落叶植物，休眠期间通过修剪整理骨架，生长期间通过修剪保持形状。新植绿篱，处于养形阶段，以摘心、折梢或轻短截等手段促进分枝。生长旺盛的绿篱，疏剪过密枝条，改善通风条件，并适当控制高度。衰老绿篱，进行强剪，促进萌发新枝，以达到复壮的目的。

（2）球形灌木：新植球形灌木，以扩大和丰满球体为修剪的主要目的；成型球形灌木，以疏剪内部过密枝条、病虫害枝条和衰老枝条为主，改善球体内的通风透光条件，减少病虫害；衰老球形灌木，通过强剪促进更新复壮。

六、注意事项

1. 看

看修剪对象固有的生长习性及具体立地条件、树木主侧枝分布结构是否合理、主侧枝间与树冠上下生长势是否均衡、营养生长与生殖生长的关系是否协调等，综合分析后确定相应的修剪技术措施。

2. 抽

把一些影响树木生长发育、扰乱树形、遭受病虫危害的多年生大枝甚至是骨干枝先行锯截，使树木基本达到整形修剪的目的与要求。

3. 剪

在树体的结构形态基本符合目的要求的基础上，再对各个主侧枝进行具体修剪，遵循"留壮不留弱，留外不留内"的原则，运用短截、疏枝等技术，使树木的整形更加完善。

4. 查

修剪基本完成后，对整个树体进行认真复查，对错剪、漏剪处给予修正或补剪，从群体角度出发，检查相邻树木间相互有何影响并进行调整。

实训 4　园艺植物嫁接

一、目标

进一步熟悉嫁接育苗技术要点，学会枝接、芽接相关知识技能及接后的管理，并掌握提高嫁接成活率的关键技术。通过实训,体会到实践活动给人带来的园艺疗法效果。

二、用时

45~60min。

三、适合对象

行动不便的残疾人、亚健康人群、健康人群。

四、材料与工具

1. 材料

福建山樱花、黑色塑料袋、吊牌、封口塑料薄膜(嫁接锡片)。

2. 工具

枝剪、嫁接刀等。

五、实施过程与步骤

1. 砧木和接穗选择

砧木以实生苗为主,选生长健壮、无病虫害、性状优良的植株。

2. 切砧木

距地 5cm 左右处选一光滑部位,切一"T"字形口。

3. 削接穗

从芽下 1.5~2.0cm 处向上斜削一刀,再从芽的上方 0.5cm 处横切一刀,深达木质部,与向上的斜削刀口相交,掰下芽片,切口要平滑。

4. 砧木与接穗形成层对齐

用尖刀将砧木皮向两边拨开,随即插入接芽,先露白,再向上提起芽片,使芽片上切口与砧木横切口对齐。

5. 留白

在接穗与砧木切面间留 3~5mm 缝隙。

6. 绑扎

用塑料条或嫁接锡片将接口绑严、绑紧,将叶柄露在外面。

7. 套袋

绑扎后,用黑色塑料薄膜套于嫁接处,以利于切口愈伤组织的生长。

8. 清理场地

种植完毕后要清理留在现场的杂物和垃圾,同时将工具清理干净后放回原位。

六、注意事项

切削植株中上部饱满芽作接穗,基部和顶部芽不宜使用;切削砧木与接穗时,切削面要平滑，大小要吻合；绑扎要紧密，叶柄要露出；嫁接后要及时剪梢或扭梢，2 周内检查是否成活并适时补接；要及时解绑和抹芽。

实训 5　植物扦插繁殖育苗（容器扦插）

一、目标

掌握植物扦插繁殖的原理和主要技术要点，了解扦插育苗的生产过程，练习插穗采集、剪截、贮藏及扦插的方法，了解影响插穗成活的原因。通过实训，体会到实践活动给人带来的园艺疗法效果。

二、用时

45~60min。

三、适合对象

残疾人、亚健康人群、健康人群。

四、材料与工具

1. 材料

南美蟛蜞菊（软枝插）、72 孔穴盘（每组 3 个）、泥炭土、生根液。

2. 工具

枝剪（每组 3 把）、高枝剪（每组 1 把）、量筒、花铲（每组 2 把）、喷壶（2 个）、脸盆（每组 1 个）等。

五、实施过程与步骤

1. 插穗剪取

选合适的扦插植物母株，用枝剪或高枝剪剪取植物枝条作为插穗材料；插穗随采随放入装有清水的盆或桶中备插。

2. 插穗处理

去掉插穗部分叶片，适当保留 2~4 片叶，放入装有清水的盆或桶中备插。

3. 基质装填

装填用水充分发制好的泥炭入 72 孔穴盘，要求土壤含水量 50%~60%。

4. 枝条扦插

将插穗蘸生根液 8~10s 后插入基质中，略压实。

5. 插穗消毒

扦插后，采用 10%的多菌灵喷洒穴盘及插穗。

6. 插后管理

（1）把穴盘放入遮阴环境。扦插后，每天喷雾 2~3 次，以保证其空气及土壤湿度，确保插穗新鲜直到愈伤组织形成。

(2)待插穗切口长出愈伤组织后，每天喷雾1~2次，以促进插穗新根形成。

(3)插穗生根后，将穴盘移入全光喷雾育苗场，以促进插穗生根后根叶充分生长。

六、注意事项

(1)选取的插穗以老嫩适中为宜，过于柔嫩易腐烂，过老则生根缓慢或无法生根。

(2)母株应生长强健、苗龄较小，生根率较高。

(3)扦插最适时期在春夏之交。

(4)适宜的生根环境为：温度20~25℃，基质温度稍高于气温3~6℃；土壤含水量50%~60%，空气湿度80%~90%；扦插初期，忌光照太强，适当遮阴。

实训 6 一米花园设计及施工

一、目标

会利用常用观赏植物、农作物进行一米花园方案的设计，会根据设计出来的方案进行施工。通过实训，体会到实践活动给人带来的园艺疗法效果。

二、用时

3天。

三、适合对象

亚健康人群、健康人群。

四、材料与工具

1. 材料

各类植物材料(如一年生、二年生、多年生草本花卉植物，多肉植物，灌木等)、鹅卵石、木板、铺装材料。

2. 工具

锄头、花铲、钉耙、枝剪、手锯、锤子、浇水壶。

五、实施过程与步骤

1. 常用一米花园植物识别及选择

园艺活动指导者利用图片及相关文献资料介绍常见一米花园栽植的植物种类，让参与者根据自己的喜好来挑选栽植的植物品种。

2. 一米花园方案设计

选好栽植的植物品种后，根据实施的场地情况进行植物品种栽植位置及相关硬质景观(园路、小凳、小品等)的设计。

3. 一米花园图纸表现

将设计通过图纸绘制表现出来，以便于后续施工使用。

4. 一米花园的现场施工

根据设计图纸进行场地的平整、放样，硬质景观施工，以及植物的栽植。

5. 一米花园施工后养护管理

定期进行植物的养护管理(松土、浇水、除草、施肥等)。

六、注意事项

(1)在施工之前要先构思设计。

(2)因为环境场地相对来说比较小，施工过程注意保持施工安全距离。

(3)施工场地要先平整并放样，后进行操作。

第二部分　室内园艺疗法活动

实训 7　室内插花花艺设计及制作(扇形、半球形)

一、目标

会根据设计意图进行扇形和半球形花艺设计及制作。通过实训，体会到实践活动给人带来的园艺疗法效果。

二、用时

45~60min。

三、适合对象

残疾人、亚健康人群、健康人群。

四、材料与工具

1. 材料

塑料针盘、透明胶、绿胶带、不同型号金属丝若干、竹签、花泥、各类绢花、衬花、衬叶。

2. 工具

花剪、小刀、钳子、订书机。

五、实施过程与步骤(图1)

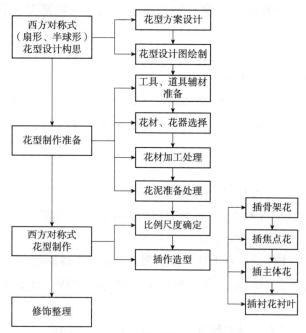

图1 西方对称式花型设计及制作流程

1. 扇形花艺设计及制作

扇形也称放射形,是西方插花的常用形式之一,属于单面观花型。花型典雅大方,适于会场、大厅、教堂等场合,也适宜作为迎宾花型。常用宽口盆器或篮器。

(1)比例尺度确定:第一主枝高度(花型的高度)为(容器高+宽)的1.5~2倍;花型的宽度(两枝等长)为3/4第一主枝长度;花型的厚度为1/5~1/4第一主枝长度;其余花枝长度依扇形轮廓而定,总之,应使整个扇形圆顺柔和;焦点花长度为1/4第一主枝长度。

(2)造型插作:

①插骨架花:定出高度枝、宽度枝和厚度枝,并用等分手法确定从高度枝到宽度枝、高度枝到厚度枝、宽度枝到厚度枝之间连线上的所有花枝的位置。

插高度枝:位于花泥的中心靠后位置,并插成向后倾斜5°~10°。

插长度枝:左、右两枝对称,插在花泥侧面。

插宽度枝:在侧面的前1/3处或中间位置插制作品的左、右宽度枝。

插厚度枝:在花泥中心前方与高度枝成90°处插入,定出作品的厚度。

②插焦点花:在最高枝与厚度枝的连线1/4处略前倾45°插入焦点花。

③插其他层次的主体花:应不超出扇形的轮廓线,每层矮一个花头,完成扇

形花型主体的插制。

④插填充花：沿着扇形轮廓，不超出轮廓线，或略高于主体花 1cm，遮盖花泥。

⑤插衬叶：不超出扇形轮廓或略高。

2. 半球形花艺设计及制作

（1）比例尺度确定：花型的半径相等，即每枝花等长，依环境、用途设定为 10~40cm；衬花可与主花等长，或略长于主花 1~2cm。

（2）造型插作：

①插骨架花：

插高度枝：垂直插入花泥正中央。

插底层轮廓枝（4~8 枝花）：在花泥四周沿花器口边缘水平插入 4~8 枝花，夹角均为 60°，其顶点组成一圆弧形。

插其他层次的主体花：在上述 7 枝骨架花确定的半球形轮廓范围内均匀地插入其他花枝，形成一个半球体。应不超出半球形的轮廓线，每 3 朵花呈"品"字形排列。

②插填充花：沿着半球形轮廓，不超出轮廓线，或略高于主体花 1cm，应遮盖花泥。

③插衬叶：不超出半球形轮廓或略高 1~2cm。

六、注意事项

（1）先插骨架花来确定扇形和半球形的轮廓。

（2）焦点花在扇形花型中可以设置，在半球形花型中可以不设置焦点花。

（3）骨架花和焦点花插制完成后，花型的主体花应按照"品"字形来填花。

（4）衬花和衬叶插作要高于主花 1~2cm。

（5）插作完成后，要对花型进行修饰整理，确保花泥不外露。

实训 8　压花设计及制作（吊坠、书签、压花画）

一、目标

会进行压花作品（压花书签、压花卡片、压花吊坠等）的设计制作；会进行压花画的设计制作及装裱。通过实训，体会到实践活动给人带来的园艺疗法效果。

二、用时

45~60min。

三、适合对象

残疾人、亚健康人群、健康人群。

四、材料与工具

1. 材料

吊坠、书签、金箔、UV 胶、吊坠夹扣、冷裱膜、B7000 胶水、粉彩、水彩纸（画纸）。

2. 工具

竹签、塑胶片、剪刀、镊子、手钻、平口剪、UV 灯、小木棒。

五、实施过程与步骤

1. 吊坠设计及制作

（1）用 UV 胶在塑胶片上涂一个圆形。

（2）用镊子将花的正面朝上粘到 UV 胶上。

（3）用竹签与镊子一起将金箔粘到 UV 胶上。

（4）用 UV 灯照光 2min。

（5）在光照后的 UV 胶和干花上涂一层 UV 胶并用竹签摊均匀。

（6）用 UV 灯照光 2~5min。

（7）用剪刀修剪 UV 胶边缘形成一个圆。

（8）在吊坠的悬挂处用手钻钻个小洞。

（9）用平口钳扭开夹扣，再将夹扣穿过钻好的小洞后扣上，完成吊坠制作。

2. 书签设计及制作

（1）构图、用粉彩打底：先大概构思好设计图样，剪好尺寸合适的粉彩纸；然后挑选合适的粉彩，用镊子轻刮出粉彩的粉末至粉彩纸上相应的位置；再用手或者纸巾轻轻地拍打着色。

（2）分解、修剪花材，做造型：用镊子轻轻地将干花夹到书签纸上，并尽量将所有的花瓣摊开。

（3）做出大体造型后，即可一一贴到底纸上：将 B7000 胶水涂在花材的背面，用镊子夹着花材一件件地贴。要想好如何贴之后再下手，不然花材一旦贴上了就取不下来了，取下来就是皱的、碎的。

（4）把冷裱膜轻轻用镊子撕下，贴在粘贴好的书签上，然后用手压按，让膜紧紧贴在书签上（膜不能全部撕开，应留一点黏合的地方以便于固定，然后把卡片放进去，再轻轻放下膜。贴膜之后，按压一下，让膜与花、纸充分黏合，同时可以赶出空气）。

（5）修剪旁边多余的冷裱膜，也可以把多余的膜折回卡片纸的背面。

(6)将 B7000 涂在卡片的背面，把卡片贴在架卡上，用手按压至紧贴，书签制作完成。

3. 压花画设计及制作

(1)在水彩纸上确定作品尺寸，打粉彩：使用小木棒把粉彩刮到水彩纸上，用纸巾轻轻拍打，使其充分着色。粉彩要分几次来打，这样颜色才会生动、细腻。

(2)构图、贴花：先构图，再开始制作。用剪刀对花材稍做修剪，然后用镊子夹起，涂一点 B7000 在花材的背面，再把花材粘到打好粉彩的画纸上。

(3)写祝福语或作品名，贴冷裱膜：填写美好的祝福语，签名，填写日期。贴膜时要小心，要一气呵成，否则容易褶皱；要一边贴一边慢慢按压，全部贴好后再次从头到尾按压、紧贴。最后把多余的冷裱膜修剪掉或者折回画纸背面。

(4)装框：把作品装入框中，作品完成。

六、注意事项

(1)不管哪种类型的压花作品，应先做好构思及构图，并打好底色。

(2)在贴好、固定好花的前提下，不要使用太多的胶水。

(3)有些花材比较干，容易碎，在修剪分解过程中动作要慢，不急躁。

实训 9　组合盆栽设计及制作

一、目标

组合盆栽是指选用一种或几种生长习性相似的观赏植物，运用艺术的构图原则和配置手段，经过人为设计后，将其合理搭配并种植在一个或几个容器内的花卉应用形式。组合盆栽设计及制作既是一项专业技术，又是一种艺术再创作的活动。在创作作品时，根据自己的特长和爱好确定主题，充分发挥创造性思维，利用综合理论知识独立完成高水平的作品。通过实训，领略体会到实践活动给人带来的园艺疗法效果。

二、用时

45～60min。

三、适合对象

残疾人、亚健康人群、健康人群。

四、材料与工具

1. 材料

栽培器皿：紫砂盆、瓷盆、玻璃盆器、纤维盆、木质器皿类、藤质器皿类、工艺造型盆类及金属盆等。

植物：罗汉松、袖珍椰子、文竹、多肉植物、麦冬、彩叶草、水苔、红色网纹草、网纹草。

各种小装饰摆件：小动物摆件、小石块、小蘑菇摆件、小灯笼摆件、小鞭炮摆件、树枝、松球等。

栽培基质：泥炭土、蛭石、珍珠岩、河沙、水苔、树皮、陶粒、彩石、石米。

2. 工具

小铲子(3件)、料铲、筒铲、镊子(直头镊子、弯头镊子)、浇水壶、小套件起苗器、小剪刀。

五、实施过程与步骤

1. 构思

在种植组合盆栽前应进行构思。构思有多种途径：①根据花卉品性构思；②根据物体图案构思；③根据环境色彩构思；④根据器皿构思。

2. 确定主题品种

一个组合盆栽要用到多种花卉，有花形美观、花色艳丽、花感强烈的焦点类花卉；有生长直立，突出线条的直立类花卉；有枝叶细密，植株低矮的填充类花卉；有枝蔓柔软下垂的悬垂类花卉。但主题品种只有1~2种，其他材料都是用来衬托这个主题品种的。主花的颜色也奠定了整个作品的色彩基调，主题品种选择与制作目的、用途以及所摆放的位置密不可分。

3. 其余植物种类及器具的选择

主题植物选择好后，根据设计意图进行其余植物种类(应与主题植物的生长习性一致)的选择。同时其他如容器种类、样式、大小的选择，应与所选花卉相协调。

4. 器具材料消毒

栽培器皿要求美观、有特色，艺术观赏价值高。对栽培基质、器皿、工具等进行消毒。

5. 防水层、垫层的处理

取器皿，先垫防水层、装饰纸(视情况而定)，再加少许塑料泡沫、陶粒作垫层。

6. 植物栽植

先栽植主题花卉，调整好位置和方向，再栽植其他衬托花卉，加入少量基质进行固定。

7. 依据景观需求调整植物种植位置

观察整体布局是否符合构思要求，调整至合适的位置和方向，再填充基质(植株之间一定要不留空隙，全部填满），压实固定。

8. 清理及装饰

浇透水后，对组合盆栽的容器和花卉进行整理，清理容器上洒落的培养土，对花卉整体进行修整，以达到设计的观赏效果。为更加突出表现主题，可用彩带、灯笼、彩石、苔藓等进行装饰。

六、注意事项

（1）植物品种的选择要求在习性上相似。

（2）在制作前要先构思创意，确定主题及主要植物品种。

（3）在种植前，盆栽植物不用脱盆，将原盆的植物按设计好的造型摆放在花盆中。

（4）填充基质时，容器底部应做盆底网或铺底石，以利于排水。

实训 10　苔藓微景观设计及制作

一、目标

会根据自身的设计意图进行苔藓微景观的设计制作，会使用各类器具、材料。通过实训，体会到实践活动给人带来的园艺疗法效果。

二、用时

45~60min。

三、适合对象

残疾人、亚健康人群、健康人群。

四、材料与工具

1. 材料

植物：苔藓、水苔、蕨类。

基质：营养土、赤玉石、珍珠岩、陶粒、轻石。

装饰物品：装饰石、装饰沙及各类小摆件。

2. 工具

生态瓶、小勺、镊子(弯头)、水壶、剪刀、铲子、毛刷。

五、实施过程与步骤

1. 铺轻石层

选择直径 3~6mm 的轻石。由于玻璃瓶是没有底部气孔的，所以轻石层的作用是作为底部透气渗水层。根据构图铺设轻石的时候，要尽量铺平。轻石最好铺两层，先铺大颗粒的，再铺小颗粒的，这样效果更好。倒入陶粒或珍珠岩，整平。

2. 铺设水苔

铺设水苔主要是防止土壤渗入轻石层，同时还能够隔离下面的蓄水和缓慢向上供水，保证上层土壤湿润。将水苔撕成小块，平铺在轻石层的上面，然后将水苔喷湿(或者在铺设之前浸泡 15min 以上，让它吸满水)、压平。

3. 搭建景观骨架

用小石头、小木头等搭建景观骨架，做出山或者树丛的构架。若景观以植物为主可省略此步骤。

4. 铺设赤玉土

赤玉土具有 pH 适宜、保湿力较好、养分丰富、粗细适宜、松软、透气等优点，对植物成活和生长有促进作用。将赤玉土适量铺在水苔上，用毛刷扫出前低后高的微微斜坡，然后喷湿，但要注意控制水量，积水不能超过轻石层。按照种植需求来调整种植介质前后高低的坡度并按压紧实，一般前景部分种植土是用来固定苔藓或者铺沙，所以无须过厚，以免影响整体空间感。

5. 植物选择与处理

①根据景观类型，选择适合的植物。

②先将植物从盆中取出，并去除植物根部除主根所带泥土外多余的土块。

③修剪发黄和腐烂的枝叶并调整株形。

④植株丛过大时可将植株分为若干份，但不要伤到主茎。夏天温度高时不宜分株。

6. 种植植物

首先用镊子等工具在土上挖一个深度合适的小洞，把准备好的植物根须理顺，然后用镊子夹住植物，种进土壤里，再整理好周围的土壤。注意植物的茎叶应朝主要观赏面。如果采用广口生态瓶，则植物的茎叶可以伸展在瓶口上部。

7. 添加赤玉土

继续添加赤玉土保证植物种植稳固，同时根据景观类型通过添加赤玉土来调整景观坡度。

8. 铺设苔藓

将新鲜苔藓清理干净，按照设计的方案进行铺设，用手轻轻压紧。注意苔藓拼接处应接合自然，不要留下空隙。

9. 铺设各类彩沙

用勺柄在预留的地方铺设河沙等，营造出小溪、浅滩或者小路。

10. 喷水与加水

全部完成后用纯净水将瓶中苔藓和留白处喷透，用补水瓶在景观瓶边缘处缓慢注入纯净水，保持瓶子下方被水浸透，但不能超过轻石层。

11. 清洁

用小帕子或者纸巾将瓶子内外擦拭干净，使景观整洁清爽。

12. 放置各类摆件公仔等装饰品

根据设计和场景，把主题公仔放在预想的位置。

六、注意事项

（1）白天把微景观放置在室内光线充足的位置或者加一盏微景观专用灯，让植物可以进行光合作用。每天光照8h即可。

（2）植物不需要喷水，保证积水层有水，赤玉土湿润即可。苔藓则应根据气候与温度喷水。高温、干燥季节应每天喷1~2次纯净水，低温潮湿季节则可数天喷一次水，每次以苔藓略微喷透为宜，但不能使苔藓积水。

（3）植物生长过于茂密时，需要对其进行修剪。用剪刀剪去过多的枝叶即可，高温或夏季不宜修剪。

（4）植物需要有良好的通风透气环境，因此微景观应摆放在空气流通好的明亮位置。

（5）由于赤玉土具有丰富的养分，能满足植物的养分需求，因此微景观几乎不需要额外添加养分。

实训 11 山水盆景设计及制作

一、目标

山水盆景是山、石、草、树在盆盎中排列组合构成的盆景景观，各类石材是这类盆景造型的主要素材。山水盆景的石材因各盆景创作流派所在地域环境不同而有差别，在用材方面呈现多样性，并各有一种或数种代表性石材种类盆景。通过实训，掌握山水盆景的制作，体会到实践活动给人带来的园艺疗法效果。

二、用时

90~105min。

三、适合对象

亚健康人群、健康人群。

四、材料与工具

1. 材料

英德石、龟纹石、青石等石材，袖珍椰子、人参榕等植物，以及小桥、各种人物和动物等小摆件。

2. 工具

切石机、锉、钢丝刷、锤子、凿子、毛笔、油漆刀、小刮刀。

五、实施过程与步骤

1. 相石构思

因意选石，意在笔先；因形赋意，立意在后；依图施艺，随心所欲。

(1)山峰的基本造型：立峰、悬崖、斜峰和折带 4 种。

(2)布局的基本形式：单峰、双峰、三峰、群峰 4 种。布局要遵循统一、比例、韵律、尺度、色彩、均衡等形式美法则。

(3)构图基本要领：

①空间意识：是三维空间的体现，是咫尺之内聚天地之灵秀于盈握间的造型艺术。

②焦点透视与散点透视结合：盆景构图最重要的是空间的艺术处理，把狭小的空间划分成若干区段，取得扩大景深的效果。即在垂直和水平方向上(上、中、下；左、中、右；前、中、后)安排适当的层次。

③山水盆景造型的构图原理及其艺术关系：主次分明、远近有序，"先立宾主之位，次定远近之形，然后穿凿景物，摆布高低。主山最宜高耸，客山须是奔趋"；虚实相生、动静互衬、比例尺度得宜、景物含蓄，耐人寻味。

2. 山水盆景制作

(1)锯截：对选取的石材找到最佳的锯位，保留需要的部分，锯掉不适合的部分，确定石材的高度。同时，将石材底部锯平，以便使石材能稳稳地立在盆中。

(2)雕凿：

①皴法：

面皴：包括斧劈皴、铁刮皴等，适于表现坚实陡峭、石块显露、草木稀少的山岳等的阳刚之美。

线皴：包括披麻皴、折带皴、卷云皴、荷叶皴等，多用来表现草木葱茏的土质山峦或苍莽古老的石灰岩地层等的阴柔之美。

点皴：主要包括雨点皴、芝麻皴、豆瓣皴等，适合表现石骨坚硬而表面有毁坏点的变质岩山岳，属于刚柔相济型。

②软石雕凿：打轮廓，细部雕凿。

③硬石雕凿：先雕琢轮廓，确定主峰及其他次要山峰的轮廓，后细部皴纹雕琢。如果石材原有的自然石面有较好的皴纹，不需再进行皴纹雕琢。雕琢加工后，一般可用砂轮或钢锉打磨，消除人工痕迹。

（3）腐蚀修饰：

①采用稀盐酸或稀硝酸对石头表面进行腐蚀处理。

②用钢丝刷去雕凿残迹，再用稀盐酸、稀硝酸略加腐蚀。

（4）拼接胶合：

①胶合方法：水泥胶合法，水泥与沙的比例为 2∶1；环氧树脂胶合法，针对微型盆景。

②各部位的胶合：先主峰胶合，然后整体胶合，最后固定补脚。

③拼接胶合注意事项：胶合之前要先将石料清洗干净，特别是需要胶合的拼接面；胶合完毕后，要对接缝进行处理。可用白水泥加上颜料调色勾缝，也可以用同种山石的粉末撒在接缝的水泥上，刻出各种纹路，使拼接面与山石表面看起来浑然一体；软石拼接，只宜竖接而不宜横接，接后养护。

3. 配置与点缀

（1）植物配置：

①在山石上植花木，要选择根系发达、易活的矮生苗木，以叶片细小的为好，苗木大小要与山石比例协调。

②花木栽植不宜过密，青苔只能长在低凹处，凸出的岩石上的青苔应当铲除，这样才能突出山石险峻，反映自然景色。

③花木栽植须与山石融为一体。山顶上的树宜矮小且枝干虬曲；山背种树要通直露顶；山坡植树忌通直无姿；悬崖峭壁处植树，最宜苍老虬曲，并要有一定的耐旱力；山脚水边植树，要选择湿生树种。这样种植既符合自然植被分布，也容易管理。

④在山水盆景上配置树木时，常用的树种有五针松、小叶罗汉松、六月雪、瓜子黄杨、小叶榆、雀梅、小叶女贞等，草本植物有文竹、翠云草、蒲草、铁线蕨与凤尾蕨等。

（2）点缀配件：栽植植物后，根据需要配上小桥、宝塔、凉亭、楼阁、人物、动物等摆件，以丰富作品的内容，突出作品的主题。

4. 盆景题名

在作品完成之后，根据作品的主题、题材、意境以及使用的材料，用简练、概括的词句，把艺术作品的内容和精神表达出来。

六、注意事项

（1）选盆：为盆景选择一个合适的盆。

（2）石料选择：选材时，应注意根据山水盆景的造型确定石材的种类，石材的质地、皴纹要统一。一盆盆景，最好只用一种类别的石材，且色彩不可差异太大。

（3）盆内布局：盆内布局要遵循自然的规律，不可太过于标新立异，否则就会不伦不类。做到源于自然，创造意境；主次分明，相互顾盼；层次清晰，对比烘托；虚实相宜，似隐似现；富于变化，统一协调。

（4）栽树：选择合适的树种，并按照自然的生长规律种植。宜种根系裸露、树干弯曲、树姿玲珑且枝细、叶小、根浅的树种。大型盆景可种小型五针松、罗汉松、虎刺梅等。中小型盆景常以景天科的一些细叶常绿草本植物来代替树木。应注意"丈山尺树""近大远小，低大高小"的原则。

（5）浇水：山水盆景的保养主要是浇水，由于盆内土层较浅，有些植物甚至栽种在山缝间，直接浇水太猛，会冲失盆中的泥土和植物，所以宜采用喷水和浸水法，来满足植物生长需要。对山水类盆景应经常换水，保持盆水清洁。

实训 12　植物标本制作

一、任务目标

通过野外观察和采集植物标本，初步学会野外采集、记录与标本制作过程。通过实训，体会到实践活动给人带来的园艺疗法效果。

二、用时

45~60min。

三、适合对象

残疾人、亚健康人群、健康人群。

四、材料与工具

1. 材料

台纸若干、采集袋、采集记录签、福尔马林（甲醛）、小标签若干、定名签、吸水纸、小纸袋。

2. 工具

木制标本夹、采集箱、丁字小镐、枝剪、高枝剪、手锯、挖根刀、铅笔（10 支）。

五、实施过程与步骤

1. 浸制植物标本

浸制植物标本是将采集的新鲜植物整形、消毒，用固定液固定颜色后，置于保存液中保存的标本。

（1）植物标本的采集：选择生长正常、无病虫害、具典型特征的植株。保证花或果实能采集到。乔木、灌木可采取植物体的一部分，剪取带花、果的枝条。小型草本植物采集全株。剪去烂叶、黄叶及部分小枝以避免重叠，去掉残缺不全的花朵。修剪时注意尽可能保留植株的完整性，保留其原始特征。然后洗净泥沙，用70%乙醇消毒，5min后用水冲洗干净，重新放入蒸馏水中15min，再冲洗2~3次。

(2)固绿：针对比较容易固绿的标本，使用室温直接固绿法。把预先准备好的标本直接浸入固绿液中固绿4~8天。固绿液的配方为将5%~33%硫酸铜、5%乙酸、0.3%柠檬酸、5%甘油按1∶1∶1∶1混合。配方中硫酸铜的含量视标本颜色的深浅而定，绿色较浅时浓度低，绿色深时浓度高。

对于难以固绿的标本，采用室温褪绿保绿固绿法，原理是先褪绿再复绿，类似于染发时先褪色再染色。具体操作为：先把标本放入浓度为3%~5%亚硫酸溶液中浸泡1~20h，待标本绿色全部褪掉后取出，用清水漂洗，投入固绿液中3~8天复绿。固绿液配方同室温直接固绿法。

(3)保存：将固绿后的标本用清水漂洗干净，再用蒸馏水清洗一遍，然后用线绳固定在玻璃片上，装入已消毒的标本瓶内固定好，注入保存液至浸没标本2cm为止。用玻璃棒将标本整形，使其自然美观又不堆积挤压。

常用的保存液有以下3种：

0.3%柠檬酸∶1%亚硫酸∶0.3%硝酸钾=1∶1∶1。

0.6%亚硫酸∶0.2%柠檬酸∶0.2%苯甲酸钠=1∶1∶1。

亚硫酸∶甘油∶水=1∶1∶200。

(4)封口：封口前，瓶口注意消毒和保持干燥，注入的保存液以距瓶口1cm左右为宜，放置3~5天后保存液中的气泡排空，在干燥暖和的天气封口。封口剂配方有蜂蜡、熟松香和凡士林。方法是：将蜂蜡和松香分别熔融后混合在一起，加入凡士林调成胶状，当封口剂液面冒泡时，用毛笔涂在瓶口与瓶盖连接处，厚度约2mm、宽度不少于2cm为宜，然后盖上封口瓶的盖子。为了使瓶口封装更严，可在已经蜡封的瓶塞处蒙上一小块纱布，再均匀涂上一层热蜡。最后贴上标签，写好植物的中文名称、拉丁学名、科属、采集地点、采集日期及采集者等。

(5)更换保存液：为了延长浸制标本的保存时间，应该1年左右就更换1次保存液。方法是：先用细胶管虹吸出旧的保存液，再沿瓶壁徐徐注入新的保存液。如果发现浸渍标本发生霉变，但对标本颜色影响不大，应将发霉标本轻轻取出，置于1%苯酚溶液中浸洗2~4天，用毛笔洗下菌丝体，同时将标本瓶洗净、消毒，最后注入新的保存液保存。如果浸制标本霉变很严重，看不清标本，液体也很浑浊，应将标本剔除，再重新制作浸制标本。

2. 压制植物标本

压制标本又称腊叶标本，是书夹植物标本的"旗舰版"。简单来说，就是把植物展平放在吸水纸之间，夹好进行干燥再固定保存。压制标本制作简单，容易保存，标本上还附上植物照片，可以更清楚、直观地了解植物的生态环境及原有的颜色。

(1)植物标本的采集：选择生长正常、无病虫害、具典型特征的植株。保证花或果实能采集到。乔木、灌木可采取植物体的一部分，剪取带花、果的枝条。小型草本植物采集全株。高大的草本植物，采下后可折成"V"或"N"字形，然后再压入标本夹内，也可选其形态上有代表性的部分剪成上、中、下3段，分别压在标本夹内(注意保持形态特征的完整性)。

(2)植物标本的压制：

①适当剪掉一些过密或过长的茎枝和过繁的花、叶、果。将植物标本的枝、叶、果、花展开平放，避免重叠与堆积，注意保持其自然形态。植株高的可以反复折叠或取具有代表性的上、中、下段。

②压制标本是将植物标本逐个平铺在几层吸水纸(报纸也可以)上，上、下再用标本夹压紧，使之尽快干燥、压平。初压的标本要尽量捆紧，以使标本被压平，快速干燥。初压的标本水分多，要勤换纸(采集当天应换干纸2次)，最初几次换纸时要整形，将皱折的叶、花摊开，展示出其特征。以后视情况可以相应减少换纸次数。换纸后放置于通风、透光、温暖处。捆绑标本夹时，松紧要适度，过紧标本易变黑，过松则标本不易干。标本间夹纸以平整为准，球果、枝刺处可多夹些。换下的潮湿纸及时晾干或烘干，备用。

(3)标本消毒：用2%~3%升汞酒精溶液进行消毒。可用喷雾器直接往标本上喷消毒液，或将标本放在大盆里，用毛笔蘸上消毒液轻轻地在标本上涂刷，也可将消毒液倒在盆里，将标本放在消毒液里浸一下(注意：升汞有剧毒，消毒时要避免手直接接触标本，以防中毒。经消毒的标本，要放在标本夹中再压干，才能装上台纸)。

(4)上台纸、贴标签：

①将白色台纸(8开白板纸或卡片纸，约39cm×27cm)平整地放在桌面上，然后把消毒好的标本放在台纸上，摆好位置。左上角要留出贴野外记录签的位置，右下角要留出贴定名签。

②用绳子从白纸正面穿入，背面拉紧并固定，使标本紧贴在台纸上(将脱落的花、果、种子等放在一个折叠的纸袋内，再把纸袋贴在台纸上)，即为长期保存的腊叶标本。

③标本装订好后，在右下角贴采集记录，包括植物中文名称、拉丁学名、科属、药用部位、采集地点、采集日期、采集者、生境、功效等，在左上角贴植物

的彩色照片，最后将标本放入塑料袋中保存。

六、注意事项

1. 浸制植物标本制作注意事项

（1）在保存的时候要注意保存液的稠稀程度，不可以使用太稠的保存液，否则会导致标本变颜色。

（2）如果在浸泡的期间发现标本发霉，要立即将标本取出来，浸泡在苯酚溶液中4天左右，使用毛笔将发霉的标本清洗干净（要使用肥皂进行清洗），然后消毒，再按照原本的方法重新保存。

2. 压制植物标本制作注意事项

（1）一边采集一边压制：边采集边压制的好处是可以保持植物原有的自然形态，以免因时间过长植物出现皱缩，也便于植物各部分的铺平展开。

（2）定期更换吸水纸：一般新采摘的标本前3天要一天换一次吸水纸，以后更换时间可以逐渐延长，直至植物标本干燥。

实训 13　花草纸制作

一、目标

花草纸是一种源于我国最古老的手工造纸法制造出的纸张，即在未干的纸浆上直接铺就花草，经特殊处理及自然烘干而成。半透明的纤维中，隐隐透出花瓣和叶脉的纹路，如纸中琥珀，气质清新，十分漂亮。通过实训，会自行设计制作花草纸，并体会到实践活动给人带来的园艺疗法效果。

二、用时

45min。

三、适合对象

残疾人、亚健康人群、健康人群。

四、材料与工具

水盆、宣纸或手纸、干花（树叶、花瓣）、香水、纱布、托盘、容器、造纸框、造纸胶等。

五、实施过程与步骤

1. 制备纸浆

准备一个装有水的盆，把废纸剪成碎纸后放进水里浸泡一天，并充分搅散纸浆，把纤维泡开，直到没有明显颗粒为止。同时往纸浆中剪一些碎的干花进去一起搅拌。

2. 加胶

在混合好的纸浆中倒入适量造纸胶并搅拌均匀(或把纸浆和造纸胶倒入榨汁机进行搅拌)。一般制作一张花草纸加入 5~10L 的造纸胶,并在纸浆中加入适量的乳胶和两滴香水及一点自己喜欢的颜色。

3. 抄纸

准备一个长方形的塑料盘(造纸框),上面先铺好一层纱布,然后将纸浆均匀地倒在上面铺平。将造纸框放入刚制备脱水纸浆的水中进行抄纸,左右轻轻摇晃造纸框,使纸浆均匀着落。抄一遍纸,纸张较薄,抄纸次数越多,纸张越厚。

4. 造型

根据自己的构图摆上花草、亮片等装饰物,也可以用颜料进行涂鸦,任意发挥即可;然后覆盖一层纱布,用小棒轻轻地赶走多余的水分,使花草、亮片等贴合地封存于纸张之上。

5. 二次浇浆

用勺子舀少量纸浆浇在花草、亮片等上进行覆盖固定,防止移位。

6. 晾晒

将纸浆擀平,将造纸框平放在通风处晾晒(尽量选择放在阳光充足的地方)。晾晒干的纸张可以留在造纸框上,也可以揭下保存。

六、注意事项

(1)用宣纸做的脱水纸浆要保证纤维完全泡开。

(2)如果要让花草纸呈现一定的颜色,要在晾晒前添加相应的颜料并搅拌均匀。

(3)抄纸时一定要放在水中多次轻轻摇晃,以利于纸浆均匀分布。

实训 14　植物叶片拓印

一、目标

植物叶片是植物识别和植物分类的重要依据之一。最常用的植物叶片保存法是将其压制成腊叶标本,但是腊叶标本容易损坏,保存的难度较高,相对而言,植物叶片拓印就不会出现这样的问题。采集各种叶片,用颜料着色,将它们拓印下来,制成拓印叶片,虽然不属于植物标本,但有助于提高植物鉴定分类以及动手的能力。通过实训,会进行植物拓印,并体会到实践活动给人带来的园艺疗法效果。

二、用时

30min。

三、适合对象

残疾人、亚健康人群、健康人群。

四、材料与工具

彩色铅笔、画纸、各种树叶、石膏粉、清水、杯子、搅拌棒或者筷子、镊子或者牙签、水彩颜料、塑料袋等。

五、实施过程与步骤

1. 画纸拓印

(1)将收集的树叶洗净晾干。

(2)将树叶放在白纸下面，选择与植物叶片颜色相近的彩色铅笔在白纸上有树叶显影的地方反复涂抹，使叶片的轮廓和叶脉都清晰地留在纸上(注意：在拓印过程中，要始终保持叶片的位置不动，使用彩色铅笔时要注意用力均匀，避免色差)。

2. 石膏拓印

(1)将收集的树叶洗净晾干，准备好石膏粉和清水。

(2)先将清水倒入杯子中，注意务必要先倒水，再放入石膏粉，这样才能搅拌成功。水和石膏粉的调配比例一般为35∶100(最好在购买石膏粉时询问清楚，不同的石膏粉有不同的调配比例)。

(3)用力搅拌石膏浆，使其达到类似于奶昔的浓稠度。

(4)将调好的石膏浆倒在塑料袋上，形状随意，无须模具。

(5)将叶片背面朝下放在石膏浆上，最好使用镊子或者牙签帮助叶片贴平于石膏浆。

(6)当石膏浆快要干时，将叶片用镊子或者牙签挑起。待石膏浆彻底干后，拓印就完成了。

3. 水彩拓印

(1)准备好树叶、颜料和画笔等。

(2)在叶片背面刷上与叶片颜色相近的颜料，注意要刷均匀。

(3)把叶子摆放到要拓印的白纸上，再将另一张纸覆盖在叶子上面，用手轻轻地来回推压，使颜料均匀地拓印到白纸上，注意不要使叶片发生移动。

(4)揭开叶片，就能看到叶片清晰地印在了白纸上。

六、注意事项

(1)拓印前，要对植物叶片清洗干净。

（2）在叶片上涂颜料时，要注意墨不要太浓或太淡。

（3）挑选叶片时，叶片以叶形完整、叶脉明显者为佳。

实训 15　植物香囊制作

一、目标

香囊在古代大都是由未出嫁的女孩亲手制作，在里面装上"香物"，并在外面绣上美丽的图案，当成定情信物送给心爱的人。香囊里面经常装的"香物"就是农村随处可见的花草，这些花草含有的物质成分具有一定的香味，闻起来香气沁鼻，可当作现在人们常使用的"香水"。通过实训，会进行植物香囊设计制作，并体会到实践活动给人带来的园艺疗法效果。

二、用时

60min。

三、适合对象

残疾人、亚健康人群、健康人群。

四、材料与工具

各种花瓣（特别注意要有花香）、布（个人喜欢的颜色或图案）、剪刀、针、线等。

五、实施过程与步骤

1. 尺寸确定

先想好香囊的尺寸，可以根据个人喜好定，可大可小。

2. 花瓣处理

把花瓣晾干（不要在阳光下暴晒，否则香味会挥发掉），最好加一些药材。也可以把花瓣碾成粉末状，这样不占地方。

3. 香囊袋准备

把布剪成自己喜欢的形状，如兔子、葫芦、鸡心、老虎、绣球等形状。

用线从反面缝合，留下一边（千万别忘了要翻过来）。会刺绣的，可以试一试刺绣。绣时手要稳，线不宜过长，否则会缠线形成死扣。不会刺绣的，可以在香囊外面缝上珠子、亮片等装饰品。

4. 装花瓣、辅材

往香囊中放入花瓣等香料，也可以放中药材。如冰片，其是一种乔木龙脑香提取的成分，具有开窍醒神、清热止痛的效果，容易挥发，因此很清香，适用于年轻人；若老人、小孩使用，可加一点朱砂，可镇静安神；艾叶温经止血，可应用于女孩的香囊。

5. 香囊袋口缝合

缝合香囊袋口，最好加根绳方便携带。

六、注意事项

(1)香囊制作前要先构思，确定主题造型。

(2)放入香囊中的花瓣要干透，防止发霉。

(3)香囊袋缝合时，记得是反面进行缝合，装花瓣等材料前翻出正面。